스무 가지 난치병의
고개를 넘다

# 스무 가지
# 난치병의
## 고개를 넘다

**초판 1쇄 인쇄_** 2024년 8월 20일 | **초판 1쇄 발행_** 2024년 8월 25일
**지은이_** 박중곤 | **펴낸이_** 진성옥 외 1인 | **펴낸곳_** 꿈과희망
**디자인_** 윤영화
**주소_** 서울시 용산구 한강대로 76길 11-12 5층 501호
**전화_** 02)2681-2832 | **팩스_** 02)943-0935 | **출판등록_** 제2016-000036호
E-mail_ jinsungok@empas.com
ISBN_ 979-11-6186-152-4  03510

# 스무 가지 난치병의 고개를 넘다

## A Farewell to Incurable Diseases

박중곤 지음

기적 같은 난치병 & 중증 질환 테라피 가이드북

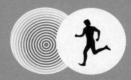

꿈과희망

# '영혼의 집' 재건축

인간은 누구나 생로병사의 이치를 비껴갈 수 없다. 성주괴공(成住壞空)의 운명은 유사 이래 성인들조차 피하지 못했다. 모든 유기 생명체는 반드시 병들고 늙어 죽게 돼 있다.

젊은 시절은 질병이나 노화에 관한 생각을 접어놓고 인생찬가를 부르기 바쁘다. 돈과 권력과 명예를 좇고, 사랑에 빠져 살아간다. 그러다가 세월이 흘러 질병들이 덤비는 것을 깨달으며 육체가 유한한 것을 실감하게 된다. 특히 여러 가지 질환이 복합된 사람이나 난치병 환자들은 상황이 심상치 않음을 느끼며 종종 방황한다.

사람들은 난치병이 한두 가지만 달려들어도 좌절하기 쉽다. 병원에서도 제대로 고치지 못해 이로 인해 목숨이 위태로울 수도 있겠다는 공포감이 엄습하기도 한다.

나는 무려 20가지 난치병과 씨름한 사람이다. 그 과정에서 죽음의 문턱까지도 여러 번 떠밀려갔다가 돌아왔다. 그러므로 한두 가지 난치병으로 고생하는 사람들은 나보다 훨씬 나은 편이라 할 수 있고, 그들의 고통은 나에 비할 바가 못 된다.

어린 시절 소아마비를 시작으로 청년기에 위십이지장궤양, 뇌전증, 만성비염, 중증천식, 장년기에 베체트병, 요로결석, 사구체신염, 공황장애, 섬유근육통, 노년기에 심근경색증, 강직인간증후군, 폐결절, 견갑골이상운동증, 전립샘비대증, 이명, 퇴행성관절염 등이 이 몸을 거쳐 갔다.

머잖아 고희(古稀)를 앞두고 있는 이 시점에 지난 일들을 돌이키노라니, 내 인생은 쓰나미처럼 밀려든 난치병들을 몰아내다가 홀쩍 흘러가버린 것 같다. 그렇게 험한 질병들을 꾸러미로 받아놓고도 죽지 않고 멀쩡히 살아 있다는 것이 내가 생각하기에도 신기할 정도다.

사람의 육체는 그의 영혼이 머무는 집이다. 내 영혼은 싫든 좋든 평생 그 집을 떠날 수 없다. 따라서 튼튼한 집에 들어가 살아야 하겠지만, 현실은 자기 희망대로 잘 되지 않는다.

우리네 영혼의 집은 태어나면서부터 유전자 형태로 결정되는 부분이 많다. 자신의 의도나 희망과 다르게 상당 부분 선천적으로 규율된다. 또 의식주 생활과 스트레스 등의 영향으로 후천적으로 결정되는 부분도 적지 않다.

우리 신체는 이렇게 양면적인 영향이 불가피하므로, 재건축할 때도 양면적인 고려가 요구된다. 즉, 선천적으로 약하게 타고난 장기 등을 잘 다스리고, 후천적 영향을 좋게 하기 위해 섭생과 운동 등에 정성을 기울여야 한다.

그 과정에서 병원 등을 통한 타율치료를 염두에 두지 않을 수 없다. 의사, 약사는 내 몸을 지켜주는 파수꾼이다. 그러나 진정한 내 몸의 주인은 바로 나이므로, 내재한 능력으로 병을 고치는 자율치료에도 관심을 가져야 한다. 나는 타율치료와 자율치료를 병행해 20가지 난치병을 다스렸음을 이 책의 전편에 걸쳐 서술했다.

나는 당초 이 책을 펴내려는 생각을 하지 못했다. 자신의 질병 경험을 드러내는 것은 치부를 노출하는 것과 마찬가지이기 때문이다. 그런데 20가지 치병 경험이 많은 환자들에게 도움이 될 것이라는 주위의 격려가 있었고, 그에 힘입어 이렇게 책을 출판하게 됐다.

갖가지 난치병에서 탈출한 나의 간난신고의 궤적이 이 땅의 환자들에게 조금이라도 도움 되길 바라는 마음으로 이 책을 바친다.

축원, 만수무강(萬壽無疆)!

2024년 8월,  박중곤

# | 차례 |

## 제3장 | 밥상을 약상(藥床)으로

## 제4장 | 진동요법과 자율치료법

제5장 | 원초적 질서 한가운데로

# 1장

# 내 별에 떨어진 운석

# 지구촌 별들의 운석 충돌

　밤하늘에는 무수한 별들이 떠 있다. 아름답게 반짝이는 그 별들이 칠흑의 우주 공간을 장식한 보석들 같다. 지구도 그런 별들 중 하나다. 지구별에 80억 인구가 산다. 그들 한 사람, 한 사람도 미세한 별과 마찬가지다. 인간은 태어나 모체에서 분리되는 순간부터 작은 별로 존재한다. 고귀한 생명체이기에 아름답고 행복하게 살 권리도 부여받았다고 할 수 있다.

　그러나 인간이란 작은 별은 사는 동안 거의 필연적으로 병을 얻는다. 질병은 인체에 충돌한 운석과 마찬가지다. 가벼운 질병은 유성우처럼 스쳐 지나가지만, 중증질환이나 만성질환은 큰

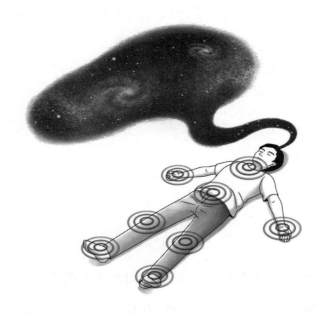

운석처럼 인체에 박혀 당사자를 고통 속에 몰아넣는다. 고희(古
稀)가 멀지 않은 인생길을 걸어오는 동안 나는 유난히 질병이란
운석의 충돌을 많이 겪은 장본인이다. 무려 20가지 이상의 큰
운석(난치병)들이 이 몸을 향해 돌진했다고 말하면 믿어지겠는
가.

　운석이 충돌할 때마다 육체는 휘청거렸고 그 충격으로 나는
몸서리쳐야 했다. 운석은 내 별에 큰 구덩이가 패게 했고, 별의

몸이 기울어 기형이 되게 만들기도 했다. 나의 내부에 멍과 상처가 생겨 오랫동안 신음하는 세월을 견뎌야 했다. 그동안 백방의 노력으로 충돌의 후유증을 밀어내고 재기(再起)를 반복했지만, 아직도 그런 사건들로 이 몸에는 이런저런 옹이와 그루터기들이 참전용사의 계급장들처럼 남아 있다. 큰 운석은 한두 개만 날아들어도 신체가 일대 혼란에 빠진다. 그런 운석이 스무 개 이상 덮쳤으니, 나는 몇 번씩 사지(死地)에서 돌아온 것과 다름 없다. 이들 운석을 열거하면 다음과 같다.

'소아마비, 노이로제, 위십이지장궤양, 뇌전증, 만성비염, 중증천식, 손목결절종, 베체트병, 요로결석, 사구체신염, 섬유근육통, 과민성대장증후군, 공황장애, 경도인지장애, 심근경색증, 강직인간증후군, 폐결절, 견갑골이상운동증, 이명, 석회화건염, 퇴행성관절염… '

이들 외에 발기부전, 전립샘비대증, 악성 발톱무좀, 피부기묘증 등 다양한 고질병들이 이 몸을 거쳐 갔다. 현대의학으로 해결이 간단치 않거나 치료 불가능한 질병들이다.

주위 사람들은 한 인간의 몸으로 이토록 많은 난치병들을 받아냈다는 사실을 잘 믿으려 하지 않는다. 필자의 과장이나 허장성세라 여기기도 한다. 하기야 이같은 사례는 전무후무하다 할 수 있으니 그들의 반응도 이해는 간다. 난치병은 두세 가지만 다가와도 곤란에 빠질 수밖에 없는 노릇이기 때문이다. 그러나 나는 이 책의 전편에 걸쳐 서술한 것처럼 스무 가지 이상의 난치병들을 다양한 방법으로 물리쳤다. 현대의학과 전통의학, 좋은 섭생법, 그리고 진동요법과 자율치료법 등의 심성의학, 운동 등 모든 방법을 동원했다.

덕분에 이 몸은, 비록 노후화했지만 닦고 기름 쳐 미끈하게 나아가게 된 자동차처럼 인생의 신작로를 다시 무리 없이 오갈 수 있게 되었다. 만감이 교차하지만 무엇보다 몸이란 유기 생명체를 거의 성공적으로 재건축해 다시금 건강과 활력을 되찾은 것이 기쁘기 한량없다.

하지만 세상은 어떤가. 지구촌에서는 오늘도 크고 작은 운석들의 간단없는 충돌로 무수한 별들이 떨어지고 있다. 큰 별이든, 작은 별이든 검붉은 낙화처럼 허망하게 스러진다. 현대의학이 고도로 발달했다고는 하지만 난치병의 공세 앞에 속수무책인 경우가 비일비재하다.

이건희 전 삼성 회장은 지구촌의 대표적인 큰 별이라 할 수 있다. 주지하다시피 그는 삼성을 세계적인 기업으로 일궈낸 재계 거목(巨木)이다. 사람들은 생전에 형형한 눈초리에서부터 그가 범상치 않은 인물임을 간파할 수 있었다. 오늘날 삼성전자의 광고 간판은 지구촌 곳곳, 심지어 동남아나 아프리카, 중남미 등의 오지에서도 찾아볼 수 있다. 그는 최신 전자제품으로 지구촌을 새롭게 평정한 현대판 징기스칸이라 해도 과언이 아니다. 그런 큰 별이 큰 병을 얻어 6년여 동안 투병하다가 몇 해 전 저세상으로 떠났다.

이 회장에게 결정적으로 날아든 운석은 급성 심근경색증이다. 그는 일찍이 폐 부근의 림프절에서 암세포가 발견돼 수술 받았고, 미국 엠디앤더슨(MD Anderson) 병원 암센터에서 치료 받기도 했다. 희귀난치병, 샤르코마리투스 질환으로 고생한 것으로도 알려져 있다. 말년에는 기관지염과 폐렴 등 호흡기질환으로 따뜻한 해외에서 체류하다 귀국하기를 반복했다. 당뇨병과 고혈압 등의 만성질환도 앓고 있었다. 그런 그가 종내에는 급성 심근경색증으로 인한 심장마비로 심폐소생술과 스텐트 시술을 받았으나 무너진 심장 기능을 정상으로 되돌리지 못하고 병실에서 오랫동안 식물인간처럼 지내다 유명을 달리한 것은 안타까움을 남긴다.

나 역시 급성 심근경색증으로 인한 심장마비로 죽음의 문턱까지 갔던 사람이다. 관상동맥 폐색으로 심장 기능의 80%가 망가졌으니 거의 죽은 사람이나 진배없었다. 그렇지만 나는 죽음의 강물에 휩쓸려 내려가지 않고 돌아왔으며, 활발하게 사회 활동을 하고 있다.

물론 이건희 회장과 나는 동일한 심근경색증이어도 어떤 미세한 차이점이 있었을 수 있다. 하지만 목숨이 경각에 다다른, 매우 위험한 상황에 처했었다는 사실만큼은 같다. 사건 이후 이 회장은 그의 그룹 지배하에 있는 삼성서울병원과 전 세계 명의들의 극진한 진료를 받았을 터이다. 그럼에도 불구하고 병마를 이겨내지 못했다. 나는 그런 혜택 없이도 이렇게 그 난치병의 손아귀를 뿌리칠 수 있었다.

무엇이 이런 차이를 만들었나. 이 대목에서 나는 현대의학이 물질적, 타율적 치료에만 매몰돼 심리적, 자율적 치유를 등한시하고 있는 현실을 문제로 지적하지 않을 수 없다.

딘 오니쉬(Dean Ornish) 박사는 빌 클린턴(Bill Clinton) 전 미국 대통령의 주치의 역할을 한 심장외과 전문의다. 그는 수술과 투약을 통해 환자를 치료하지만, 그런 외과적 조치 없이 식단 개선과 심상법(心像法)만으로 심장병 환자를 살려내기도 한다. 현대의학은 심장근육 세포가 괴사한 경우 이를 되살리기란 불가능하다고 본다. 오니쉬 박사는 심상법으로 고장난 심장을 정상화하는 데 성공해 사람들을 놀라게 했다. 이런 심신통합 의술이 이 회장에게 적용되지 않은 것이 아쉽다.

나는 오니쉬 박사의 의술과 유사한 방법으로 심장을 죽음의 늪에서 건져냈다. 내가 심장에 적용한 것은 진동요법과 자율치료법이다. 이 책의 제5장에 내 인생의 가장 큰 운석 중 하나였던 심근경색증과 심장근육 괴사를 극복한 이야기를 자세히 적어놓았다.

내 별을 덮친 또 다른 큰 운석은 뇌전증이다. 뇌전증은 러시아의 대문호 도스토옙스키(Dostoevskii)가 앓았다고 하여 세간에 많이 알려진 난치병이다. 이는 전신발작과 부분발작으로 구분된다. 전자는 온몸이 짚단 쓰러지듯 쓰러져 거품을 물고 무너지는 증상이다. 후자는 쓰러지지는 않지만 구역질과 어지럼증을 느낀다. 둘 다 뇌신경 체계가 무질서해진 것이 원인이다. 도스토옙스키는 이 질병으로 평생 고통 받았고 죽을 때까지 그런 상황을 탈피하지 못했지만, 나는 약 없이도 이 난치병을 극복했다.

제2차 세계대전의 종전을 이끈 프랭클린 루스벨트(Franklin Roosevelt) 전 미국 대통령과, 20세기 후반 가장 뛰어난 바이올리니스트의 한 명으로 꼽히는 이츠하크 펄먼(Itzhak Perlman)은 소아마비로 휠체어를 타고 다닌 공통점이 있다. 나는 어릴 때 소아마비를 앓았으면서도 휠체어는커녕 목발도 짚지 않았고 오히려 등산과 마라톤을 즐길 만큼 탄력 있는 다리를 유지했다. 또 명화 〈다이 하드〉의 주연배우 브루스 윌리스(Bruce Willis)와 윤정희는 치매의 늪에 빠졌지만 나는 경도인지장애에서 치매로 건너가는 길목에 방향을 돌려 정상인으로 돌아왔다. 명화 〈타이타닉〉의 주제가를 부른 셀린 디옹(Celine Dion)은 금발의 미녀였으나 강직인간증후군으로 전신이 굳어지는 증상에 시달려 50대 나이에 폭삭 늙어버렸다. 나도 강직인간증후군으로 고생했지만 지금은 질병의 마법에서 풀려나 연체동물처럼 유연한 신체를 유지하고 있다.

지구촌의 큰 별들이 이렇듯 난치병의 운석과 충돌해 질곡의 인생을 살았던 것과 대조적으로 나란 미세한 별은 운석을 회피해 무난히 사회생활을 영위했고, 은퇴 후 해외를 드나들며 제2의 인생을 잘 보내고 있다. 이런 차이는 어디서 비롯됐는가. 이제부터 비결이라 할 수 있는 그 중요한 이야기를 내 인생의 간난신고 스토리를 곁들여 한 보따리 풀어놓으려 한다.

# 대자연을 명의로 : 신체수리공의 탄생

운석 충돌로 무던히 상처받았던 내 별은 이제 상황 반전으로 묵직하게 빛난다. 그 과정에서 내 인생에는 크고 작은 변화들이 많이 일어났다. 대표적인 변화는 나 스스로 '신체수리공'으로 거듭난 것이다. 이는 죽어가는 몸을 되살리는 과정에서 자연발생적으로 터득한 치유 역량이 밑바탕이 됐다.

나는 자칭 '신체수리공'이다. 사람의 몸 고치는 일을 하기 때문에 스스로에게 이런 명칭을 부여했다. 인간의 육체를 고쳐주는 직업은 많다. 의사, 한의사, 약사, 물리치료사, 침구사 등 질병 치료 전문가부터 헬스트레이너, 요가 지도 강사, 건강식품 업계 종사자 등 다양하다.

질병 치료를 전문으로 하지만 나는 그들처럼 일반화된 명칭을 갖고 있지 않다. 그래서 자칫 '돌팔이'란 소릴 들을 수도 있다. 나는 자부하건데 돌팔이는 아니며 '돌파리(突破理)'다. 병 치료의 근본 이치를 터득한 사람이란 뜻이다. 주위 사람들도 그렇게 생각한다.

뒤에 서술하겠지만 오행(伍行)건강법, 오지(伍指)건강법, 진동요법, 지율치료법 등으로 인간의 건강을 전인적으로 통찰력 있게 살펴보고 문제를 해소하는 일을 전문적으로 한다. 환자의 무질서하고 부조화스런 심신을 우주 대자연의 조화로운 세계에 합일시켜 질병을 원천적으로 물러가게 돕는 일을 하고 있다. 그렇지만 이와 관련해 달리 마땅한 명칭을 붙이기도 애매해 스스로를 이렇게 신체수리공으로 부르고 있으며, 내게 도움 받아 건강을 회복한 이들도 종종 그렇게 호칭한다.

신체수리공이 인간의 몸을 재건축할 때 가장 중요한 수단으로 삼는 것은 대자연이다. 대자연은 필자의 몸을 고쳐준 최고 명의이며, 수많은 환자들에게 긍정적 영향을 미치는 존재다. 나는 아픈 몸을 치료하는 과정에서 우주 대자연의 조화로운 에너지를 골수 깊이 받아들였으며, 전신으로 그 영향이 미치게 했다. 때로는 꽈배기처럼 굳어지고 꼬인 신체의 병증을 물리치기 위해 대자연의 에너지가 우수한 기혈 형태로 척수신경(독맥)을 중심으로 전신을 관통하게 하는 등 남다른 방법을 동원하기도 했다. 심신통합의술의 일종인 이 치료법은 곧잘 걸출한 효과를 가져와 병증이 멀리 달아나게 만들곤 했다. 필자의 지도로 이 건강법을 실천한 환자들 역시 뛰어난 치료 효과에 신기해하고 감탄했음을 밝힌다.

사람들은 난치병이 2~3가지만 달려들어도 자포자기 심정이 돼 죽음으로 내몰리기 쉽다. 그러나 나는 무려 20가지 난치병들이 덮쳤지만 보기 좋게 이들의 공격에서 벗어났다. 뿐만 아니라 노화시계 바늘도 되돌려, 주위 사람들이 나를 제 나이로 보지 않는다. 난치병으로 초래됐던 조로(早老) 현상을 10년 거스르고 안티 에이징(anti-aging)으로 다시 10년 정도 벌고 나니, 건강하게 살 수 있는 인생 나이를 상당히 많이 확보한 것 같다.

난치병 외의 이런저런 것들까지 더하면 나를 괴롭힌 질병들은 가짓수가 훨씬 많다. 개중에는 양·한방병원 어디서도 해법을 제시하지 못한 질병들도 여러 가지다. 의사들이 헤맬 때마다 나는 살기 위해 스스로 치료법을 찾아 나섰다. 그렇게 평생 동안 갖가지 난치병과 만성 중증질환의 도전에 직면해 목숨을 지키고 인생을 다시 일으키다 보니 이제는 이런 일에 이력이 났다. 나는 내 병을 고친 김에 남의 질병도 다스려주기 시작했다. 의사는 아니지만 나의 건강 컨설팅을 받아 병원에서 못 고친 질병들을 해결한 환자들이 적지 않다.

인간의 육체는 '영혼의 집'이다. 우리는 이 세상에 나올 때 저마다 이런 집을 한 채씩 갖고 나왔다. 이는 창조주가 부여한 집으로 보인다. 죽을 때가지 이 집을 벗어날 수 없다.

영혼이 이동할 때면 우리는 이 집을 자동차처럼 갖고 다녀야 한다. 잠 잘 때도, 일할 때도 이 집은 내 영혼을 규율한다. 그러므로 이 집이 고장나면 그 순간부터 그 안에 들어 사는 영혼은 불편하거나 고통스런 나날을 보내야 한다.

그런 불편과 고통을 겪지 않으려면 신속하게 집을 수리해야 한다. 그래서 외부 수리공, 즉 의사, 약사 등을 찾아가지만 현대 의학이 해결해 줄 수 있는 것은 제한적인 경우들이 많다. 오히려 의술이 날로 진보하는데도 질병이 양산되고 무수한 인간들이 고통 받는 현실을 돌아보면 아이러니컬하다는 생각과 더불어 상당한 의문부호들이 남는다.

이는 전적으로 병원 등의 타율치료에만 의존하고 스스로 제 몸을 돌보는 자율치료를 너무 등한시한 데서 초래된 결과가 아닌가 생각된다. 나는 몸에 타율치료뿐 아니라 자율치료법도 적용했고, 환자들에게도 이같은 방법을 컨설팅해 신체 수리 효과를 대폭 높인 장본인이다. 독자 여러분은 이 책의 제4장을 읽는 동안 자율치료법이 무엇인지 자세히 알 수 있게 될 것이다.

난치병을 물리치는 방법은 여러 가지이지만, 가장 핵심적인 열쇠 중 하나가 자율치료이다. 자율치료법을 익혀 스스로 제 몸을 다스릴 줄 아는 인간으로 거듭날 때 건강이 손아귀에 확실히 잡힌다는 사실을 새삼 강조하고자 한다.

# 어의(御醫)와 청진기 세공사 이야기

　나는 친가와 외가 양쪽으로 어의(御醫)들이 몇 분 있는 가계에서 태어났다. 나의 친할아버지는 일제 때 만주 국왕을 치료해 준 사람이다. 만주 국왕은 일제가 당시 헤이룽장(黑龍江)성, 지린(吉林)성, 랴오닝(遼寧)성 등 만주 지역을 점령한 뒤 그들의 의도대로 통치하기 위해 내세운 어용(御用) 국왕이다.

　그렇지만 친할아버지는 일본 제국주의에 영합하지는 않았다. 오히려 말년에는 중국 여기저기로 피신해 다니며 자금을 모으는 등 독립운동을 하다가 옥사하셨다고 한다. 나의 아버지도 그를 따라다니며 중국 전역을 유랑했다고 들었다.

독립운동가로 본격 나서기 전에는 함경북도 회령 지역에서 유명한 한의사로 활동했다. 아버지 말에 따르면 질병 치료 능력이 뛰어나다는 소문이 자자해 반경 오백 리 밖에서도 환자들이 구름떼처럼 몰려 들었다고 한다. 그런 소문이 전해져 만주 국왕의 질병을 전문적으로 치료해주는 어의급 한의사로 활동할 수 있었던 모양이다.

그런가 하면 내 외할머니의 아버지도 조선시대 어의였다. 어머니 말에 의하면 어릴 때 어머니의 어머니, 그러니까 내 외할머니의 치맛자락을 잡고 종종 그 어의 집을 찾았다고 한다. 어의는 고종(高宗) 황제로부터 대궐 같은 기와집을 하사받았고, 그 집에서 매일같이 약재를 선별하거나 탕약을 달였다. 한약재를 보관하는 약상자와 서랍들이 벽을 따라 빼곡히 들어서 있었고, 탕약 끓일 때 나오는 약초 냄새가 집안에 진동했다고 한다.

그런데 그 어의는 외손녀인 어머니가 약재 상자 근처에도 다가가지 못하게 했다고 한다. 여자 아이라 동티날 수 있다는 이유에서였다. 임금이 복용하는 약을 다루는 공간이니 위생 등을 엄격히 하려고 그랬던 측면도 있겠지만, 아무튼 그것만으로도 조선시대에 남존여비 사상이 얼마나 심했는지 짐작해 볼 수 있었다.

어머니는 내 외할머니의 아버지 외에도 그 윗대에 어의들이 몇 분 더 있었던 것으로 들었다고 생전 내게 귀띔해 주었다. 나는 지금 그분들이 누구인지 알 길이 없다. 어머니도 성명을 들은 바 없고 이미 고인이 되셔서, 기록으로 남아 있어도 추적해 찾을 수 있는 방법이 막연하다. 그러나 하여튼 그렇게 어의 집안 분위기가 내 윗대 양가에 감돌았음은 분명한 사실이다.

뜬금없이 집안의 어의 이야기를 적는 것은 무슨 자랑을 늘어놓으려고 그러는 게 아니다. 나란 인간이 친가와 외가 양쪽으로부터 어의 기질을 물려받은 특이한 경우임을 밝히고자 함이다.

나는 장년기에 접어들면서 내게 어의 기질의 유전자가 잠복해 있음을 어렴풋이 알게 됐다. 집안에 전해 내려오는 말에 따르면 과거 어의들에게는 '하늘'이 의학공부를 시켰다고 한다. 당시에는 의과대학이 없었으니 하늘이 온갖 질병을 앓게 해 병의 이치를 터득시켰다는 것이다.

남달리 많은 질환에 시달리다가 갖가지 방법으로 병마를 모두 물리치고 나면 의학공부를 마스터한 것과 마찬가지가 됐다고 한다. 더욱이 기공(氣功) 등으로 기혈을 순환시켜 병 고치는 능력까지 배양하면 거의 의통(醫通)한 것과 진배없어 환자들이 몰려들었고, 그 소문이 임금 귀에까지 전해져 어의로 발탁되는 영광을 누리기도 했다는 것이다.

나도 그렇게나 많은 난치병으로 고통스런 삶을 살았고, 이제는 그 질병들을 거의 이겨내 새로운 삶을 영위하고 있지만, 만일 조선시대나 고려시대에 태어났더라면 치병 능력을 인정받아 어의로 임명되지 않았을까 하는 짓궂은 상상도 해본다.

안타깝게도 내 부모님은 의사 기질을 물려받지 못했다. 외삼촌, 고모, 이모 등도 모두 의료계와 무관한 생업에 종사했다. 그런데 그 기질이 격세유전을 한 모양이다. 내 부모 세대를 한 차례 거르고는 나와 누이, 사촌 형제들, 그리고 우리 후세대인 조카들 사이에 의료계 종사자들이 많은 것을 볼 때 이를 어느 정도 유추할 수 있다.

아버지는 그렇게 유명세를 떨치던 할아버지로부터 의업을 물려받지 못한 저간의 사정을 이렇게 설명하셨다.

"느이 할아버지가 침을 놓다가 환자 한 명이 죽었다. 병이 심한 환자여서 제대로 고쳐보려고 장침을 깊게 찌르다 사고가 났지. 그걸 목격했으니 겁나지 않았겠냐. 그 사건으로 침 배울 생각이 확 달아났단다."

아버지는 가업 전수를 포기하고 중국 헤이룽장(黑龍江)성으로 공부하러 떠났다. 지금으로 치면 하얼빈(哈爾濱)시의 전문대학 정도 되는 학교에서 여러 가지 의료기기 만드는 기술을 연마했다고 한다. 그 뒤 당신은 해방 이후 월남해 서울에서 청진기를 제작해 파는 일에 종사했다.

아버지는 상아를 이용해 고급 청진기를 만들었다. 당시만 해도 상아 거래가 불법은 아니었던 모양이다. 그 후 코끼리 밀렵이 성행해 상아 매매가 불법행위로 단속됐지만 당시에는 세계적으로 코끼리가 많이 서식했던지, 집안에 항상 상아가 의료기 제조 물품으로 반입됐다. 아버지는 골방에 들어앉아 하루 종일 그것을 세공했다.

상아로 만든 청진기는 묵직했으며 고급스러워 보였다. 요즘 의사들이 목에 걸치고 다니는 플라스틱 제품과 다르다. 더욱이 수제품이어서 외부로 풍기는 분위기부터 은은하고 귀해보였다.

이제 와 생각하건데 당신이 할아버지 의술을 제대로 전수받았더라면 당대에 어엿한 한의사로 발돋움할 수 있었을 테고, 그 영향이 내게도 긍정적으로 미치지 않았을까 하는 아쉬움이 남는다. 아버지는 의업은커녕 내게 고등고시 공부를 하라고 집요하게 말했다. 할아버지의 의료 사고로 인한 자신의 트라우마를 앞세워 의학공부를 못하게 말렸다.

나는 그래서 사회과학대학에 진학해 전공으로 경제학을, 그리고 부전공으로 행정학을 공부하게 됐다. 그로 인해 대학 졸업 후 의학과 상관없는 은행원과 신문기자의 길을 걷게 됐다.

그렇지만 어쩌랴. 나도 모르게 운명적으로 조상의 의업 기질 유전자를 타고 난 것을. 어쩌면 그런 유전자 덕택에 온갖 난치병도 극복할 수 있었고, 남의 질병도 고쳐주는 신체수리공으로 거듭날 수 있었던 게 아닌가 하는 생각을 해본다.

아버지는 몇 달간 정성들여 만든 청진기를 광목 자루에 한 가득 담고는 버스를 타고 팔도를 한 바퀴 순회했다. 그렇게 지방 곳곳의 의원과 병원을 방문해 수제청진기를 팔았다. 아버지는 그렇게 떠돌이 장사로 번 돈을 한 웅큼 쥐고 서울로 돌아왔다.

당시 우리 집은 동대문구 이문동에 위치해 있었다. 나는 아버지가 돌아오기로 돼 있는 날, 버스 도착 시간에 맞춰 어머니 지시대로 정류장에 마중 나갔다. 아버지는 버스에서 내리면 중절모를 뒤로 넘기고 어린 아들을 꼭 안아주었다. 그리고는 콧노래를 흥얼거리며 귀가하는데, 그대로 집으로 들어오지 않고 시장 어귀의 막걸리집으로 향했다. 그렇게 돈을 벌어 귀경한 그를 맨 처음 맞이하는 것은 항상 어머니가 아닌, 주모였다.

나는 아버지가 막걸리를 마시는 동안 주점 밖에서 동네 친구들과 딱지치기를 했다. 바닥의 친구 딱지를 내 딱지로 후려쳐 엎어뜨리면 이기는 놀이였다. 나는 심하게 내려치다가 왼쪽 허벅지를 손바닥으로 때려 그 부위가 벌겋게 변했던 기억이 지금도 생생하다. 나는 일등 딱지치기 선수여서 동네 친구들 딱지는 모두 내 것이 되곤 했다.

그렇게 다른 친구들 딱지를 차지하느라 시간이 많이 흘렀는데도 아버지는 여전히 막걸리잔을 기울이곤 했다. 밤이 이슥토록 자리에서 일어나지 않았다. 주모가 탁자를 오가며 아양을 떨었고, 아버지는 어렵사리 벌어온 돈을 거기서 그렇게 탕진하곤 했다.

술에 취해 비틀거리는 걸음으로 집에 돌아오면 어머니가 매우 불편한 심기를 드러냈다. 벌어온 돈이 주막집에서 상당히 사라진 것을 알면 심하게 볼멘소리를 했다.

"뭣하러 상아 깎아 팔고 다녀요? 차라리 집에서 낮잠이나 잘 일이지, 어휴… ."

훗날 성장하면서 알게 된 사실이지만, 아버지에게는 매우 슬픈 사연이 있었다. 그것이 당신으로 하여금 허구한 날 막걸리로 고주망태가 되게 만든 것이 아닌가 짐작된다.

당신은 북한에 살 때 이미 결혼해 아들을 한 명 두고 있었다고 한다. 목숨의 위협을 느껴 처자식을 두고 남한으로 도망쳐 내려왔지만, 삼팔선에 가로막혀 돌아가지 못한 채 눌러앉아야 했다. 당신은 통일을 기다리다 지쳐 어쩔 수 없이 어머니를 만나 재혼했고, 우리 형제자매를 두었다는 것이다.

해방이 돼 중국에서 고향 회령으로 돌아왔을 때, 한때 환자들이 밀려들던 한의원 기와집은 이미 폐허가 된 지 오래였고, 할아버지가 함께 운영하던 서당 건물에도 거미줄이 쳐져 있었다. 아버지는 가업을 일으키려 동분서주했다. 그러나 당시는 격변의 시기였다. 공산화 물결이 밀려들면서 부르주아 집안 장남이던 당신은 공산당에 가입하지 않는다는 이유로 투옥됐다.

어느 날 간수가 그의 감방에 다가와 귀띔했다. 오늘밤 풀어줄

테니 그대로 줄행랑쳐 다시는 고향에 돌아오지 말라는 말이었다. 그 간수는 내 할아버지의 서당 제자였다고 한다.

그날 밤 정말로 감방 문이 열렸고, 아버지는 그대로 달음질쳤다. 그는 처자식을 만나볼 엄두도 내지 못한 채 남으로, 남으로 피신했다. 논두렁의 미꾸라지와 붕어를 잡아 날것으로 먹고, 산 열매를 따 허기를 달래며, 철책으로 막히기 전 삼팔선을 가까스로 넘었다. 그렇게 월남하고 나니 그에게는 달랑 팬티 한 장만 몸에 걸쳐져 있었다고 한다. 소련 군인들에게 이것저것 다 빼앗기다보니 그런 신세가 됐다고 한다.

아버지는 서울 동대문시장에서 포목점을 운영하며 이제나 저제나 하고 기다렸다고 한다. 목을 빼어 북녘 하늘을 망연자실 바라보는 날도 많았다. 달이 찼다 기울고 해가 여러 번 바뀌어도 삼팔선 철책이 제거된다는 소식은 들려오지 않았다. 오히려 남북분단 상황은 점점 더 공고해졌고, 당신은 절망의 늪으로 빠져드는 날들이 계속됐다.

당신은 어머니와 재혼해 새 가정을 이루며 정신을 가다듬는 듯했으나, 오래가지 못했다고 한다. 술독에 빠져 지내는 것이 예사였다. 주막집에서 막걸리 독에 인생을 박고, 주모 치마 주머니에 귀한 돈을 넣어주며 망향의 한을 달랬다.

세월이 흘러 내가 대학생이 됐을 때 당신은 중풍으로 쓰러져 앉아 지내는 신세가 됐다. 의지를 발휘해 다시 일어서기도 했으나 또 다시 쓰러져 연거푸 병원 신세를 졌고, 나중에는 영영 앉은뱅이 생활에서 벗어나지 못했다.

아버지는 그 후 병세가 깊어지며 건강이 점점 더 내리막길로 치달았다. 무너진 인생의 계단 아래 쓰러져 있는 당신을 생각할 때마다 눈물이 나왔다.

당신의 육체가 한 계단씩 무너질 때마다 나는 속절없이 붕괴하는 유기체의 허망함을 실감했다. 그러면서 그러한 인체의 붕괴를 방어할 획기적인 방법은 없을까 고민하며 호락호락하지 않은 인생살이에 점차 눈떠갔다.

# 하늘이 가깝던 마을

어릴 적 기억을 다시금 새김질한다. 아버지는 사업을 여러 가지 벌렸다. 동대문시장 포목점 운영을 비롯해, 청진기 가공업, 집 건축 등 서울에서만 세 가지 직업을 바꿔가며 돈을 벌려 애썼다. 그렇지만 당신의 희망과 달리 돈은 충분히 들어오지 않았고, 이미 벌린 돈도 술값으로 새어 나갔으며, 사업은 벌이는 대로 마뜩찮은 결과로 돌아왔다.

가세가 서서히 기울자 아버지는 가족을 데리고 시골로 향했다. 지금은 세종시로 탈바꿈해 도시화가 상당히 진전됐으나, 우리가 이사할 때만 해도 1960년대여서 그곳 세종시 조치원읍은

한적한 농촌 지역이었다. 우리 가족은 조치원에서도 변두리인 미호천 부근에 터를 잡았다. 미호천은 금강 상류의 샛강으로, 당시만 해도 맑디맑은 강물이 연일 수런거리며 흘렀다.

아버지는 조치원에서도 여러 가지 사업을 벌였다. 가발업, 테니스 라켓 공장, 매트 공장, 공공장 등을 운영했으나 속시원히 진행되는 사업이 없어 집안 경제는 점점 더 어려운 처지로 내몰렸다. 그러다가 중풍으로 운신이 힘들어지면서 사업에서 완전히 손을 떼었고, 육신이 허물어지는 내리막길을 계속 걸어 내려가신 것이다.

그런데 당신의 그런 불행과 달리 나는 시골로 이사하면서 매우 행복한 소년시절을 보낼 수 있었다. 이유는 자연 속에서 맘껏 뛰어 놀 수 있는 것이 즐거웠기 때문이다.

미호천은 내 어린 날의 삽화가 가장 아름답게 아로새겨진 샛강이다. 여름날이면 나는 동네 조무래기들과 함께 거의 강가에서 오후 시간을 보냈다. 강변에는 키가 훤칠하게 자란 호밀밭이 있었다. 종달새 한 쌍이 창공에서 사랑을 속삭이다가 갑자기 내리꽂히듯 호밀밭으로 내려와 숨었다. 나는 호밀 줄기를 헤치며 살금살금 녀석들이 내려온 자리로 향했다. 종달새들은 소년의 출현에 놀라 푸드득하며 달아났고, 그 자리에 작은 새알 몇 개가 놓여 있는 게 보였다.

새알을 주워 호밀밭을 빠져 나오노라면 어미 새들이 하늘에서 비명 지르듯 슬피 울었다. 나는 아랑곳하지 않고 인근 밭에서 대파를 뽑은 뒤 구멍 숭숭한 파 대궁에 알을 집어넣었다. 그 알들을 모래밭에서 짚불을 지펴 구워 먹던 일이 아직도 추억의 갈피에 끼워져 있다.

강 인근 산자락에는 복숭아밭들이 있었다. 나는 간밤에 개구쟁이 친구들과 서리한 복숭아를 다음날 모래밭에 파묻어 두었다. 그리고는 강물에 풍덩 들어가 미역 감고 나올 때마다 복숭아를 꺼내 맛나게 먹었다. 친구들은 자기네 원두막으로 가서 아버지가 농사지은 수박과 참외를 가져오기도 했다. 그런 과일들을 강물에 둥둥 띄워 수구공처럼 갖고 놀다가 모래톱으로 올라와 쪼개 먹던 일들이 지금도 눈앞에 선연하다.

그밖에 강바닥을 조심조심 밟아 나가다 보면 발가락 사이에 모래무지가 꼼지락거려 녀석을 잡으며 즐거워했던 일, 바가지에 가득 잡아 간 재첩으로 어머니가 국을 끓여 주시며 "이 녀석, 오늘 밥값 했네!" 하고 머리 쓰다듬어 주시던 기억, 잡은 피

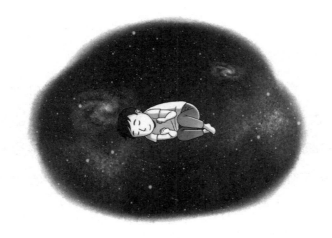

라미를 둥글게 돌려 튀긴 도리뱅뱅이를 맛나게 먹으며 즐거워했던 일 등, 어릴 적 대자연의 놀이터에서 있었던 기억들은 고희(古稀)로 달려가는 이 나이에도 아름답고 애틋한 추억으로 남아 있다.

복숭아밭은 도원향이다. 달빛 휘영청 밝은 봄밤에 그곳에 들어가면 복숭아꽃들이 바람에 분분이 날리며 별천지를 이뤘다. 가을이면 넓은 들녘과 산자락에서 여치, 귀뚜라미 등의 곤충들이 일제히 풍악을 울렸다. 내가 살던 마을은 '하늘이 가까운 동리'였다. 밤마다 별들이 찬란하게 하늘 지붕을 이뤘다. 별들은 처마 밑에까지 바짝 내려와, 장대로 건드리면 몇 개쯤은 쉽게 딸 수 있을 것 같았다. 마을에서 좀더 떨어진 깊은 산속으로 들어가면 멧돼지가 새끼들을 데리고 나와 계곡물에서 가재를 사냥했다. 김소월의 '엄마야 누나야 강변 살자' 노래와 같은 정경이 사철 아름답게 펼쳐졌던 공간이다.

이러한 자연 현상들이 내게 깊이 스며들어 훗날 인생의 바다 항해 과정에서 내 영혼의 스승이 되고, 고장난 육신을 치유하는 기초 도구가 됐음을 밝힌다. 어린 시절 나를 넉넉히 받아주던 대지의 품은 또 하나의 어머니 품이었으며, 그렇게 대자연은 내 영육의 한가운데 들어앉아 나를 지켜주는 정신적, 물질적 지주가 됐다.

나는 세월이 흘러 장년기 한가운데서 자율치료란 치료법을 접했으며, 이를 업그레이드하고 심화해 난치병들을 원천적으로 다스리는 무기로 활용할 수 있었다. 이 책의 제4장에서 자세히 설명한 자율치료법은 우주 대자연과의 합일을 통해 인체의 모순을 해결하고 질병을 다스리는 건강법이다. 소년 시절 강변 마을에서 만난 자연 현상들이 내 인생의 중추에 들어와 정신적 지주가 되고, 나아가 우주 대자연과 만나는 자율치료로 승화되도록 밑거름 역할을 했음을 고백한다.

# 1

## 루스벨트 대통령의 휠체어와 나의 등산
## 소아마비

행복한 소년기를 보내는 동안 나는 신체에 어떤 근본적인 문제가 있는 것을 거의 눈치채지 못했다. 간혹 약간의 이상함을 느꼈지만, 다른 아이들처럼 뛰어다니는 데 불편하지 않아 신체장애를 정확히 인지하지 못했다.

그러다가 사춘기에 접어들어 육체 발육 속도가 빨라지며 문제가 노출되기 시작했고, 내게 소아마비 후유증이 남아 있음을 확실히 깨닫게 됐다.

나는 3살 무렵 폴리오(polio) 바이러스의 공격을 받았다. 이로 인해 체온이 섭씨 40도가 넘을 만큼 열이 끓었고, 팔다리가 마비됐으며, 의식을 잃고 사경을 헤맸다고 한다. 어머니 말에 따르면 당시 연세대 세브란스병원에 입원해 집중치료를 받았고, 다행히 생명을 건질 수 있었다고 한다.

폴리오는 소아마비를 일으키는 바이러스로 1940년대부터 전 세계에 만연하다가 1950년대 미국 피츠버그대 조너스 소크(Jonas Salk) 교수의 백신 개발로 감염률이 대폭 줄어 지금은 관련 환자가 거의 발생하지 않고 있다.

이 질병이 확산될 당시 미국에서만 해도 한 해 1만 5천 명 이상이 신체 마비 후유증을 겪었다. 심지어 1952년엔 모두 5만 8천 건의 소아마비가 보고됐고, 그중 3천 명의 아이들이 사망했다고 한다. 이로 인해 어린 아이를 둔 부모에게 이는 원자폭탄보다 더한 두려움을 안겨 줬다고 한다. 심지어 일부 가정에서는 아이를 산속이나 섬으로 피신시키기도 했다고 하니, 이 바이러스 질환이 초래한 공포감이 어떠했을지 가히 짐작할 만하다.

이 질병은 소아에게 주로 나타나지만 어른도 예외는 아니어서, 프랭클린 루스벨트(Franklin Roosevelt) 전 미국 대통령이 소아마비 후유증으로 휠체어를 타고 다닌 것은 잘 알려져 있다. 세계적인 바이올리니스트 이츠하크 펄먼(Itzhak Perlman)도 중증 소아마비 장애인이며, 이들 외에도 당시 폴리오 침투로 장애인이 돼 평생을 고생하며 지낸 저명인사들이 적지 않다.

이 병에 걸리면 근육이 약화하면서 팔다리부터 시작해 전신이 마비되고, 심하면 죽음에 이르게 된다. 바이러스가 주로 척수신경에 침입해 신경마비를 일으키고, 그 영향이 말초신경을 따라 팔다리 등으로 확산되며 신체를 곤경에 빠뜨린다.

우리나라에서도 1950년대에 소아마비 환자가 급속도로 늘어났다. 조너스 소크 교수의 백신 개발과 이의 적극적인 보급으로 선진국을 중심으로 환자가 줄어 한숨 돌리는 형국이었지만, 저개발국이던 우리나라는 사정이 여의치 않았던 모양이다. 나는 백신 혜택을 받지 못한 채 고스란히 폴리오의 공격을 받는 처지가 됐다.

물론 아주 어릴 때 일이어서 내게는 고열로 병원에 입원했던 기억 등이 남아 있지 않다. 다행히 나는 병원 의료진의 기민한 대처 덕분에 후유증이 가볍게 남았다. 사지 중 양팔과 오른쪽 다리에는 마비 후유증이 남지 않았고, 왼쪽 다리만 병을 극복하지 못했다. 왼다리 허벅지와 발목에 후유증이 상존한다. 허벅지 뼈와 근육의 발육이 부진한 상태이고, 발목은 발과 종아리를 연결하는 관절 부위가 석고처럼 굳어져 유연성을 다소 상실했다. 하지만 걷거나 뛰는 데 거의 문제없는 것을 보면, 증세가 약해 불행 중 다행이라고 할 수 있다.

그러나 중학생 때 신체 성장 속도가 빨라지고, 왼쪽 다리가 오른쪽 다리의 성장을 제대로 따라가지 못하는 것을 보면서 나는 후유증이 단순하지만은 않음을 체감했다. 왼쪽 다리는 위아래로는 성장했지만, 신체 면적이 불어나며 전신이 조금씩 균형감각을 상실했다. 훗날 성인이 되었을 무렵은 약한 다리로 인해 왼쪽 골반과 왼쪽 허리 등 좌측 상반신의 발육마저 약간 부정적인 영향을 받아 체형이 좀더 기울게 됐다.

그렇지만 남들이 얼핏 바라볼 때는 나를 소아마비 후유증 지닌 사람으로 판단하지 못한다. 이렇듯 목발을 짚거나 휠체어에 의존하는 환자들의 고통을 비껴갈 수 있었으며, 거의 자연스럽게 세상살이를 할 수 있을 정도에 머문 것에 대해 하늘에 감사할 따름이다.

물론 소아마비는 다리 하나 다소 불편한 것에만 머무르지는 않았다. 이는 나라고 하는 작은 별에 떨어진 큰 운석이다. 운석이 충돌하면 경우에 따라 지구가 흔들린다. 과거 공룡들도 거대한 운석 충돌로 멸종했다는 설이 있다. 그 정도까지는 아니어서 나는 죽지 않았고 심한 장애인이 되지도 않았지만, 이 폴리오란 운석 충돌의 후유증은 내 인생에 전반적으로 영향을 미쳤다. 불안정한 사회생활, 군 입대 면제, 스트레스로 인한 갖가지 난치병 유발 등이 이와 상당 부분 관련 있다. 내 별에 떨어진 운석은 알게 모르게 내 인생을 야금야금 마비시키는 역할을 했다.

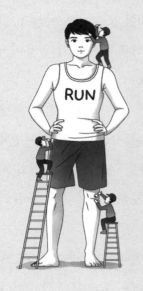
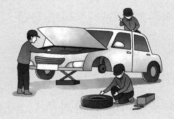

만일 지금 폴리오가 덤빈다면 나는 이를 물리치고 신체를 마비의 늪에서 충분히 건져낼 수 있을 것으로 자신한다. 뒤

에 서술하겠지만 내가 전격적으로 체득한 자율치료법이 이를 해낼 수 있는 비장의 무기다. 이 치료법을 몸에 적용하면 척수의 손상된 중추신경이 복구되고 그 결과 말초신경도 살아나, 마비가 초래됐던 팔다리의 기능도 정상으로 돌아오게 할 수 있다. 그러나 이는 신체가 마비된 지 얼마 지나지 않은 기간에 한한다.

이제는 마비가 고착화한 지 60년 넘는 세월이 흘렀다. 그렇게 오랜 시간 뼈와 근육의 발육이 지체됐고, 발목 관절의 왜곡 상태가 굳어져 이를 정상으로 되돌리기란 불가능하다. 간혹 심도 있게 자율치료 반응을 일으켜 그 기세로 손상된 척수신경과 다리 등으로 다가가 보지만, 꿈틀거리는 반응이 일어나긴 해도 전격적인 신체 상태 개선으로 이어지진 않는다. 이렇게 볼 때 소아마비로 인한 신체의 병변 부위는 이미 돌아오지 못할 강을 건넌 것 같다.

그렇긴 해도 나는 꾸준한 근력 운동과 등산 등으로 왼쪽 다리 기능을 강화해 왔다. 평생을 살아오면서 수십 층 아파트 계단을 오르는 거나 단거리 마라톤을 하는 등 다리 운동을 게을리 하지 않아 성장이 어느 정도 달성됐고, 그로 인해 사회생활 하는 데 그다지 큰 불편을 느끼지 못했다. 중증 장애인으로 전락하지 않고 이렇게나마 인생길을 제 발로 걸어올 수 있었던 것만으로도 얼마나 다행인가.

# 2

## 점진적 이완요법으로 해결
# 노이로제

학생들 사이에서는 노이로제가 흔히 고3병으로 불린다. 좋은 대학에 가려고 치열하게 공부하는 고등학교 3학년생들이 많이 걸리기 때문이다. 요즘은 격무에 시달리는 샐러리맨이나 각종 자격증 혹은 입사 시험 준비생들, 연구에 매달리는 이들도 종종 걸린다. 사회가 갈수록 복잡 다단해지면서 환자 스펙트럼도 그만큼 넓어지는 경향이다.

사람에 따라 가볍게 지나가고 마는 경우들이 있는가 하면 오랫동안 매우 심각한 증세를 겪는 경우도 있다. 중증 난치병으로 고착화해 평생 고통 받는 사람들도 많다.

나도 노이로제가 난치병 수준으로 따라다닌 사람이다. 고3 때 처음으로 이 병을 겪었다. 이 병은 심리적 갈등이나 외부 스트레스에 의해 생긴 불안감이 원인으로 지목된다. 내 경우 소아마비로 인한 신체의 불안정성에다 성적이 목표치만큼 오르지 않는 데서 생겨난 갈등 등이 이를 촉발했다.

처음에는 가슴이 두근거리거나 손에 땀이 자주 잡히고 어지러움, 설사, 팔다리 저림 증세 등이 나타났다. 그러다가 머리와 어깨 근육이 긴장하며 두통이 따라다녔다. 두통이 심할 때는 머리가 두 토막으로 갈라질 것 같은 동통이 덮쳤다. 종종 어떤 불쾌하고 힘센 손아귀가 목과 어깨, 뒤통수 등을 그러쥐고 놓지 않는 듯한 괴로운 상황이 연출됐다.

연일 이런 증세들이 신체를 괴롭히자 성적이 뚝뚝 떨어졌다. 전교 최상위권이던 나는 여름이 지나고 입학시험 시즌이 다가오면서 추락을 거듭해 반에서 10위 안팎으로 밀려났다. 그로 인해 서울 명문대학으로 진학하려던 꿈을 접고 지방 국립대에 합격하는 것으로 만족해야 했다.

그런데 대학에 들어가서도 노이로제는 사라지지 않았다. 청춘의 일대 고민 때문이었다. 장애를 지니고 있으니 여학생과의 미팅조차 제대로 하기 어려웠다. 물론 외부로 잘 드러나지 않는 장애였지만 신경이 쓰여 미팅 연락이 와도 먼저 사양하는 성격이었다. 나는 우울증도 약간 생겨 혼자 있는 날이 많았고, 염세주의에 빠져 아서 쇼펜하우어(Arthur Schopenhaur)

의 책을 읽거나 장 폴 사르트르(Jean Paul Sartre), 알베르 카 뮈(Albert Camus), 프란츠 카프카(Franz Kafka) 등 실존주의 작가들의 소설에 빠져 지냈다. 그런 소설을 탐닉한 이유는 주인공들이 겪는 불안, 고통 등이 내 현실 상황과 잘 맞아 떨어져 동병상련을 느꼈기 때문이다.

그러나 그런 독서로도 나의 신경증은 잦아들지 않았다. 증상이 점점 심해져 목과 어깨, 머리가 항상 무거웠다. 전국을 고독하게 무전여행하며 현실도피적인 삶을 이어갔다. 대학생활의 낭만은 나와 별개인 채 청춘의 아름답고 귀한 시간들이 허무하게 흘러갔다.

나는 견디다 못해 정신과 치료를 받아보기도 했다. 같은 대학의 정신의학과 교수를 찾아가 몇 차례 상담했지만 증상 개선 효과를 보지 못했다. 단지 플라시보 효과를 가져다주는 가짜 약을 몇 차례 복용했을 뿐이다. 나는 질환을 극복하기 위해 지그문트 프로이트(Sigmund Freud)의 방대한 저작물인 《정신분석입문》을 독파했고, 그 안의 내용 중 〈꿈의 해석〉과 〈신경증의 일반 이론〉에 감동해 몇 번이고 반복적으로 읽었던 기억이 난다. 하지만 그 어떤 방법도 나의 노이로제를 속

시원히 몰아내주지 못했다.

그 무렵 주치의이던 그 정신의학과 교수가 급성 간암으로 갑자기 운명을 달리한 일이 충격으로 남아 있다. 50대인 그가 느닷없이 사망한 것을 알고 허무감을 느꼈으며, 갑작스런 그의 부재로 허탈감이 맴돌았던 일이 기억에 선하다.

대학시절의 신경병증으로 인한 고통은 우연한 기회에 해소됐다. 아니, 그것은 어쩌면 필연이었는지도 모른다. 나의 신체 사정을 잘 이해해주는 여학생이 나타난 것이 계기가 됐다. 그녀는 훗날 나와 부부 인연을 맺은 지금의 아내다. 나는 그녀와의 애틋한 사랑을 경험하면서 신경증의 고통이 썰물처럼 빠져나가는 것을 느꼈다.

그러다가 대학을 졸업하고 직장에 들어가면서 고질병이 다시 도졌다. 원해서 들어간 직장이고 월급도 두둑이 받았지만, 당최 업무가 적성에 맞지 않았다. 나는 자유를 잃고 조롱에 갇혀 사는 새 같은 신세가 되어 스트레스 받는 일상을 되풀이해야 했다. 그로 인해 노이로제가 다시 덤빈 것은 어쩌면 지극히 자연스러운 결과일 것이다.

노이로제는 이렇게 젊은 시절 밀물, 썰물처럼 신체에 들고 나는 일이 반복됐다. 그러다가 서른 가까운 나이에 결혼해 아이들 낳고 삶의 안정을 이루면서, 그리고 그후 직장 생활에 잘 적응하면서 증세가 약화됐다. 결국 원인이 제공되면 도지고 그것이 사라지면 함께 자취를 감추는 증세이므로, 원인에 속박당하지 않는 인생길을 찾아 나서는 것이 최선책이라 느껴진다.

원인이 계속 맴돌 때는 에드먼드 제이콥슨(Edmund Jacobson)의 〈점진적 이완요법〉을 활용해 효과를 보기도 했다. 이는 근육을 점점 이완시켜 증세를 완화하는 방법인데, 내가 노이로제 치료를 위해 몸에 적용해 효과를 본 가장 좋은 치료법이다. 편안한 곳에 앉거나 누워 뇌파를 최대한 떨어뜨리고 목, 어깨, 머리 등을 좌우로 돌려가며 근육의 긴장을 풀어주면 된다.

불유쾌한 질병의 손길을 달래 내보낼 수 있는 최상의 방법이라 생각되므로 비슷한 증상으로 고생하는 이들에게 추천하고자 한다. 나는 그후에도 인생살이 과정에서 노이로제의 부정적 손아귀가 느껴질 때마다 지체 없이 이 치료법을 적용해 건강을 유지해 왔음을 고백한다.

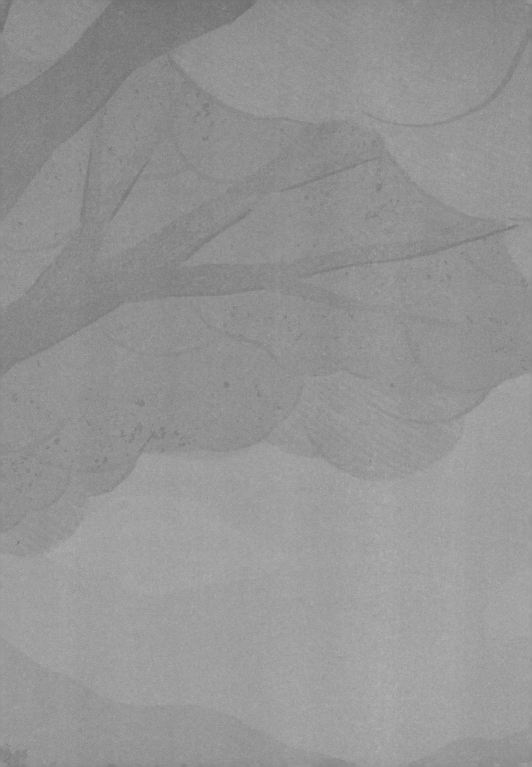

# 2장

## 시지프스의
## 바위

# 시지프스 바위와 조롱 속 새

　나는 사춘기에 접어들면서 신체 발육 속도가 무척 빨라진 것을 느꼈다. 그렇게 신체가 부쩍부쩍 성장하는데, 장애 상태이던 왼쪽 다리의 발육은 부진해 문제가 간단치 않은 것을 깨닫게 됐다. 고등학교를 마치고 대학에 진학한 뒤에는 청춘의 낭만과 아름다움은 고사하고 우울증으로 날마다 암담한 시간을 보내야 했다.

　그 무렵부터 내게 '시지프스(Sisyphus)의 바위'와도 같은 고통스런 삶이 전개됐다. 그리스 신화에 등장하는 시지프스는, 《일리아스》와 《오디세이아》의 작가 호메로스(Homeros)가 전하는 바에 따르면, '인간 중에서 가장 현명하고 신중한 사람'이었다고 한다. 그런 그가 신들을 우습게 여겨 속이다가 큰 형벌을 받게 된다. 큰 바위를 가파른 경사지 위로 굴려 올려야 하는 벌이었다. 그런데 고통스럽게 바위를 정상에 올리면 그 바위는 다시 아래로 굴러 떨어져 처음부터 다시 일을 시작해야 했다. 이렇게 영원히 바위를 굴려 올리는 일을 반복해야 했으니, 비록 신화지만 그 고통이 어땠을까 가늠하기란 그다지 어렵지 않다.

내 청춘의 인생이 그와 별반 다르지 않았다. 청춘뿐 아니라 지나온 인생길이 거의 끊임없이 바위를 굴려 올리는 도전의 연속이었다. 시지프스의 운명과 다른 점이 있다면 나는 매번 새로운 바위를 굴려 올렸다는 사실이다. 바위를 현실의 난관과 질병에 비유한다면, 정상에서 난관과 질병의 도전을 물리치고 비로소 이마에 흐르는 땀을 닦을 수 있었다. 그런데 저만큼 아래에서는 다시 다른 난관과 질병이 나를 기다리고 있었다. 나는 언덕길을 내려가 다시 다른 바위를 굴려 올려야 했다. 그렇게 하여 지금까지 다양한 유형의 도전과 그에 따른 응전의 삶을 계속해 온 것이다.

대학생활을 우울하게 마친 나는 직장 운은 있었던지 은행 입사 시험에 합격해 안정적인 사회생활을 시작할 수 있었다. 나는 은행 가운데 자연친화적 모토를 내세우는 농협중앙회(현재 NH 농협은행)에 입사했다. 어릴 적부터 내 영육에 깊이 자리잡은 자연주의 철학이 나로 하여금 여러 시중은행들을 뒤로 하고 농협으로 들어가도록 길 안내한 것이다.

농협중앙회는 회사 방침 상 처음 입사하는 은행원을 모두 지방의 지점에 배치했다. 농촌 지역에서 농업과 농민의 현실을 피부로 잘 느끼게 한다는 차원이었다. 나는 충청남도에서도 제일 변방인 서산과 태안 지역 지점에서 입사 후 1년 반 가량을 은행원으로 근무했다.

처음에는 기쁜 마음으로 시작한 직장 생활이지만 시간이 흐르면서 나는 그것이 나와 잘 맞지 않는다는 사실을 깨달았다. 가장 큰 이유는 내 안에 역마(驛馬) 기질이 강한 유전자 형태로 잠복해 있었기 때문이다. 역마는 방랑벽, 곧 나그네 기질이다. 돌아다녀야 하는 기질의 소유자가 종일 사무용 책상에 붙어 앉아 지내는 것은, 말이 마구간에 묶여 있는 것과 진배없다. 말은 산천을 뛰어다녀야 건강하다. 오랫동안 마구간에 갇혀 있으면 병이 난다. 말발굽이 썩는다.

은행 창구는 매일같이 기계적으로 손님을 맞이하는 공간이다. "어서 오세요, 무얼 도와드릴까요?" "안녕히 가세요."라고 친절히 인사하며 깍듯이 그들을 대했다. 나는 연일 똑같이 반복되는 그런 일상에 싫증이 났다. 아침, 저녁으로 주인에게 "안녕하세요?" 하며 인사하는 앵무새 신세란 느낌이었다. 앵무새는 조롱(鳥籠)을 떠날 수가 없다. 역마는 떠나라 명령하는데, 현실은 나를 창구에 묶어 놓기만 하니, 그 혼란과 고통을 감당하기 어려웠다.

엎친 데 덮친 격이었을까. 나는 은행의 일반 창구에서 현금과 수표 출납만 전담하는 큰 플라스틱 박스 안의 자리로 업무 이동하면서 앵무새의 철망이 훨씬 두꺼워진 사실을 실감했다. 요즘은 은행 창구에서 은행원들이 저마다 고객의 돈 입금과 출금 업무를 해낸다. 그러나 당시는 현금 출납에 관한 한 플라스틱 박스 안의 직원이 모두 도맡아 하는 업무 구조였다. 세금 납부 마감일이나 관내 학교, 경찰서 등의 월급날이면 하루에 다루는 금액 규모가 엄청나고 처리해야 할 일들이 산더미처럼 쌓여 녹초가 됐다. 그런 날은 금전 입출 내역이 정확히 맞아떨어지지 않아 저녁 내내 문제를 해결하려 하다가 새벽 한두 시에 숙소로 돌아가는 경우도 비일비재했다. 하숙집 대문이 잠겨 담을 넘어 들어가다가 쿵! 하는 소리에 주인아주머니가 "도둑이야!" 하며 쫓아

나왔던 일도 있다.

배가 불렀던 탓일까. 남들은 그런 좋은 직장에 못 들어가 대학을 졸업하고도 아르바이트 자리를 전전하는데, 이 무슨 불만인가 하며 스스로를 진정시켰지만, 새장 안의 인간 앵무새는 저항의 기질을 내려놓지 않았다. 사춘기의 우울증이 다시 고개 들었다. 나는 주말이면 인근 바닷가로 나가 은행 업무의 스트레스를 떨쳐내려 했으나 사정이 여의치 않았다. 태안의 안면도, 파도리, 만리포, 연포 등의 아름다운 해변을 걸으며 현실의 모순을 잊으려 했으나 그곳들도 새장 안의 또 다른 장소에 불과했다.

더욱이 그 무렵 계속되던 집안의 불행이 겹으로 내 발목을 잡았다. 중풍으로 쓰러진 부친은 병석에서 허구한 날 가래 뱉어내는 생을 이어가며 집안에 지린내가 돌게 했다. 우리집 6형제는 여러 해 두텁게 드리운 집안의 그늘 영향인지 인생들이 잘 풀리지 않았다. 여동생 한 명은 부친을 오랫동안 간호하다가 당신을 뒤따라 먼저 저 세상으로 떠났다. 여동생은 이승을 하직하면서 어린 핏덩이를 하나 남겨 놓았다. 다른 형제자매들은 누이를 제외하고 변변한 직장을 갖지 못한 채 떠도는 처지였다.

사정이 이렇다 보니 어머니는 정상적인 직장생활을 하는 내게 모든 집안 경제 문제를 의지하려 했다. 어느 해인가는 형제자매와 그들의 자식까지 포함해 모두 12명이 내 어깨에 올라 앉아 인생을 짓누르는 느낌을 받기도 했다. 나는 시지프스의 바위를 고갯마루에 10여 개 올려놓고 그 아래 깔려 신음하는 것과도 같은, 모진 운명의 장난을 느꼈다.

그런 생활이 여러 해 이어지는 동안 내 안에 심한 스트레스가 낙엽처럼 겹겹이 쌓였다. 그것이 그 후 내 인생에 찾아든 난치병들의 씨앗이 되지 않았나 하는 생각이 든다.

나는 현실이 그렇게 그악스럽다고 해서 운 좋게 들어간 직장을 박차고 나갈 수도 없었다. 나는 이를 악물고 일 구덩이에서 헤맸다. 앵무새는 새장 안을 하염없이 맴돌다 철망을 들이받는 신세와 다름없었다. 앵무새의 머리에서 피가 흘렀다. 분출된 스트레스가 다시 육신을 공격하는 상황에서 내 몰골이 그런 앵무새와 닮아 있었다. 더욱이 다소 불편한 왼쪽 다리는 나로 하여금 자꾸만 현실 도피적 생활을 하도록 심리적으로 종용했다. 직원들과도 제대로 어울리지 못해 왕따를 당하는 신세였다. 나는 그렇게 벽지 고장에서 주말마다 바닷가를 배회하며 시나브로 염세주의에 빠져들고 있었다.

# 은행원에서 신문기자로

우울감의 백척간두에서 어느 날 희망이 한 가닥 전해졌다. 본사 신문 부서에서 기자 기질 있는 직원을 차출하려 한다는 정보가 입수된 것이다. 당시 농협중앙회는 자회사 형태로 농민신문사를 운영하고 있었다. 농민신문사는 물론 사단법인 행태로 독립해 운영되고 있었지만, 농협중앙회가 인사권과 예산권을 쥐고 있어 농협이 실질적으로 운영을 좌우하는 형편이었다. 당시에는 기자도 외부에서 별도로 채용하지 않고 전국의 사무소에 이미 근무하고 있는 직원들 가운데 글쓰기에 소질 있는 사람을 발령 내 운영하고 있었다.

나는 새장에서 탈출할 수 있는 기회가 다가온 것을 직감했다. 그렇지 않아도 대학 재학 중일 때부터 글쓰기를 좋아해 여기저기 투고한 일이 있고, 어느 때는 공개 모집에 당선해 상금을 두둑이 받은 일도 있었다.

나는 기자라면 내가 도전해볼 만한 직종이라 여겼고, 왠지 자신감이 있었다. 나는 신문사 편집국의 간단한 테스트를 거쳐 적성이 맞는 사람임을 확인받았고, 얼마 지나지 않아 신문사로 인사발령이 났다. 느닷없이 은행원에서 기자로 변신한 것이다. 당시 나의 발령은 충청남도 내 농협 직원들 사이에 매우 특수한 경우로 알려져 오랫동안 회자됐다.

이렇게 하루아침에 기자가 된 나는 전국 농촌 현장으로 출장 다니며 기사거리를 물어다 신문 지면에 반영하는 취재기자로 활동했다. 당시만 해도 주재기자 시스템이 없어 지방 오지의 일도 본사 기자가 직접 내려가 취재하는 것이 일상화돼 있었다.

나는 취재가방에 사진기와 노트를 넣어 들고 전국을 제집 안방처럼 드나들었다. 팔도 시군과 웬만한 면 단위치고 내 구두가 닿지 않은 곳이 없을 정도로 많은 장소를 돌아다니며 취재했다. 나는 안에 잠복해 있던 역마 기질이 제 세상을 만나 환호하게 된 것을 절감했다. 그 역마살은 전국을 돌며 상아청진기를 팔던 부친의 그것과 매우 닮은 것을 깨달았고, 이것이야말로 대를 이어 전해지는 어떤 유전 현상일 것으로 이해됐다.

기자생활은 쉽지만은 않았다. 일간지 기자처럼 병원이나 경찰서 유치장 등을 드나드는 것이 아니고 자연 속으로 여행 다니며 취재하는 업무여서 내 체질에 맞기는 했다. 나는 자연주의 은행에 입사했을 때처럼 신문도 자연주의에 기반한 특수 전문지와 인연을 맺게 된 데 대해, 나와 자연은 어떤 운명 공동체라는 생각이 머리를 스쳤다.

사실 내 인생은 어릴 적 대자연의 놀이터에서 즐겁게 뛰어노는 기억에서부터 자연주의 은행 입사, 자연주의 신문사로 자리 이동, 그 후 우주 대자연과의 만남인 자율치료법으로 난치병의 난관을 극복하고 오늘에 이르기까지 자연과 뗄 수 없는 관계에서 전개돼 왔다. 지금도 은퇴 후 동남아의 원시 정글 속을 오가며 살고 있다. 이를 보면 자연과의 인연은 이 세상에 오기 전부터 맺어진 것이 아닌가 하는 생각도 든다. 하여튼 이 우주 대자연은 나의 골수에 들어앉은 주인이고, 지금껏 죽어가던 나의 생명을 다시 살려내 준 내 생애 최고 은인이다.

나는 전국으로 출장 다니며 역마살을 유감없이 발휘했으나 기사 작성에서 고초를 많이 겪었다. 대학시절부터 소설을 좀 쓴다며 으스대고 다녔지만, 신문의 보도 기사 문장은 또 다른 영역이었다. 문학 작품의 만연체 문장이나 화려한 표현 따위가 용납되지 않았다. 나는 원고 작성 방식을 바꾸느라 진땀 빼야 했고, 그런 갈등으로 늘 심신이 피곤했다. 당시 저간의 상황은 뒤의 '뇌전증' 꼭지에서도 적었으므로 여기서는 더 이상 길게 묘사하지 않으려 한다. 더욱이 '위십이지장궤양' 꼭지에서도 고백했듯이 그 당시 나는 회사에서의 승진 문제와 소설가로 문단에 데뷔해야 한다는 절박감 때문에 육체가 그런 스트레스로 만신창이가 돼 가고 있었다.

여기에 더해 무너진 집안 경제마저 내 인생을 비틀거리게 하다가 자꾸만 바닥으로 깔아지게 만들려 하고 있었다. 그렇게 청년 시절의 나는 아득하게 긴 터널을 지나는 열차처럼 어둠과 어깨를 짓누르는 고통을 감당해 가며 헐떡헐떡 돌아다니고 있었다.

그러던 어느 일요일 날, 나는 가족과 함께 쇼핑 차 서울 시내 한 백화점에 들렀다가 양다리의 힘이 스르륵 풀려 그대로 바닥에 주저앉았다. 옆의 아내가 마른 짚단처럼 허물어지는 나를 보고 소스라쳐 놀라며 부축했다.

"아니, 왜 그래요? 어디 아파요?"

몸에서 진액이 다 빠져 나가고 없는 듯했다.

"하, 글쎄 나도 모르겠네."

"안 되겠어요. 병원에 가보자구요."

아내는 쇼핑을 포기하고 백화점을 벗어나려 했다. 옆의 어린 두 딸이 놀란 토끼눈을 하고 우리를 번차례로 쳐다봤다. 아이들은 이미 즐거운 나들이가 물 건너간 것을 알아차린 듯했다. 나는 병원 행을 마다하고 집에 돌아와 이튿날 아침까지 숨죽이고 안정을 취해야 했다.

나는 연일 벌어지는 직장 내 갈등과 승진 및 문단 데뷔라는 인생 목표가 한꺼번에 덮쳐 왔고, 무너진 집안 경제까지 가세해 그 무게와 스트레스를 감당하지 못한 채 거꾸러진 것임을 어렴풋이 알아챌 수 있었다. 이튿날부터 살기 위해 삶의 방식을 다소 바꾸었다. 목표 앞에서는 더욱 정성을 보태 전진하되, 때때로 머리에 휴식을 주어 신체에 과부하가 걸리지 않게 해야겠다는 다짐을 하기에 이르렀다.

# 생명 문화 기행

　나는 지방으로 취재 여행을 다니면서 독자들의 생명을 양육하고 겸사겸사 내 몸도 보살필 수 있는 곳들을 찾아 나섰다. 그때 신문사 자매지로 발간하던 여성지 ≪행복의샘≫에 〈생명 문화 기행〉이란 꼭지를 연재하면서 뭇 생명들을 보듬어 키우는 데 각별한 관심을 가지게 됐다.

　그 당시 내가 찾아가 감명 받은 양생의 현장들은 팔도 곳곳에 있다.

### 화개천

　화개천은 지리산에서 발원해 흘러내린 물줄기가 모여 이룬

하천으로, 화개장터가 자리잡은 경남 하동군 탑리에서 섬진강 본류와 만난다. 바닥에 깨끗한 조약돌들이 무수히 깔린 여울물 형태로 흘러내리는데, 그곳에 은어들이 산다. 은어는 1급수가 아니면 절대 오르지 않고, 고인 물에서는 아예 죽어버린다. 이것만으로도 화개천이 얼마나 맑은 하천인지 짐작할 수 있다.

은어가 하천을 따라 많이 오르내리는 여름과 가을에는 낚시꾼들이 은어살림망을 걸치고 물에 든다. 저마다 밀짚모자를 쓰고 길게 낚싯대를 드리운 채 물 속에 서 있는 그들의 풍경은 명화 〈흐르는 강물처럼(원제·The River)〉의 장면과 다르지 않다. 은빛으로 반짝이며 흐르는 물살을 따라 휘둘러지는 낚싯줄이 햇빛과 만나 허공을 금빛으로 가른다.

화개천변과 화개장터 주변, 그리고 인근 쌍계사로 이어지는 십리 벚꽃 길 가장자리 등에 은어음식점들이 즐비하다. 지리산이나 화개장터 여행길에 들러 그 맛을 보고, 돌아오는 길에 강변도로를 따라 드라이브하는 낭만이 제격이다. 간혹 하천변에서 한쪽 다리로 서서 세월을 낚는 백로와 만날 수 있고, 지리산 산맥에 영겁을 넘나드는 신선처럼 걸려 있는 구름장도 볼 수 있다. 그런 여행길에서 돌아오면 지치지 않고 오히려 몸 안에서 양생의 기운이 꿈틀대며 올라오는 것을 느낄 수 있다.


## 점봉산

강원도 점봉산은 남한에서 원시림이 가장 잘 보존된 산이다. 요즘 같은 공해시대에 한반도를 살려내는 녹색의 거대한 산소 탱크다. 고로쇠나무, 당단풍, 피나무, 전나무, 노린재나무, 신갈나무들이 울창한 숲 속에 온갖 뭇 생명들이 서식한다.

그 중 산나물은 점봉산이 그 깊은 품에서 길러내는 귀한 생명체들이다. 곰취, 참취, 땅두릅, 얼레지, 고비, 머위, 모시대, 영아자, 전호, 산마늘… . 이들은 종류만큼이나 맛도 가지가지다. 향긋한 것, 쓴 것, 단 것, 고소한 것, 매콤한 것, 떫은 것… .

점봉산에 들어 이들 산나물을 채취하다가 다리가 노곤하면 계곡 바위에 걸터앉는다. 계류는 백옥처럼 하얗게 부서져 내리고, 그 안에 열목어와 금강모치가 한가롭게 꼬리쳐 논다. 백팩에 싸온 맨밥과 고추장을 꺼내고, 방금 채취한 산나물을 물에 씻는다. 넓적한 산나물에 밥을 싸고 고추장을 얹어 먹는 맛을 산해진미가 따라올 수 없다. 원시 대자연이 내어준 '먹는 보물'의 소박하면서도 감탄스러운 만찬이다.

점봉산 아래에는 5향(香)과 5미(味) 갖춰진 자연산 산나물 음식점들이 여기저기 있다. 더덕구이와 이들 산채를 안주 삼아 동동주 한 사발을 들이켜면 산촌의 풍요가 입안 가득 느껴진다. 그곳 통나무집에서 하룻밤 묵다 보면 밤에 소쩍소쩍 하는 두견이 울음소리와 아침에 찾아드는 뻐꾸기 울음소리가 영육에 촉촉이 스며드는 것을 느끼게 된다. 돌아오는 길에 전신이 개운해진 것을 느끼지 못한다면 그가 되레 이상한 사람일 것이다.

## 보성다원

녹차는 맛이 독특하다. 차 한 잔에서 쌉싸래한 맛, 떫은맛, 약간 신맛, 고소한 맛 그리고 단맛까지 모두 느낄 수 있다. 마시는 자리의 분위기에 편승해 다른 맛이 다가오기도 한다. 도시 찻집이라면 대화를 즐겁게 하는 맛이 되고, 전원 속에서는 자연의 맑은 향내로 다가온다.

샐러리맨들이 번잡한 일상사를 접고 녹차를 대하면 주위의 복잡한 정황이 차분히 가라앉는다. 맛을 느끼기 위해 한 잔, 향과 색을 즐기기 위해 또 한 잔 마시다 보면 어느덧 싱그러운 느낌이 뒤에 남으며 마음이 편안해지는 것을 깨닫게 된다.

전남 보성은 우리나라 최대 녹차 주산지다. 기왕에 녹차의 맛과 멋에 흠뻑 빠져보고 싶다면 이곳의 넓은 다원(茶園)으로 여행을 떠나보는 것도 괜찮다. 보성읍 '봇재' 고개 일대에 녹색 장원들이 우람하게 펼쳐져 있다. 고갯마루에 승용차를 받치고 주위에 시선을 풀어놓으면 산등성이마다 이어진 녹색 카펫들이 시야를 가득 채우며 다가선다. 밀짚모자를 쓰고 어깨에 수건을 두른 아낙네들이 흥겨운 노랫가락에 맞춰 찻잎 채취하는 광경이 유명 풍경화 작품처럼 아름답다.

마침 햇살이라도 명랑하게 흩어져 내리는 날이면 녹색 이파리들마다 엷은 금빛으로 일렁여 아름다움을 배가시킨다. 그런 정경이 자동차 드라이버들에게 가슴 탁 트이는 시원한 느낌과 함께 전원 속의 여유를 선사한다.

길가에는 다원들이 운영하는 예쁜 찻집과 차 시음장들이 즐비하다. 통나무집 형태로 된 전원 속의 그런 집에서 여로를 멈추고 따끈한 차 한 잔을 즐기는 것도 운치 있다. 여름이라면 시원한 냉차 한잔으로 더위를 날려 보낼 수도 있다. 그러노라면 찻집이나 차 시음장의 열린 창문으로 바람이 버들붕어처럼 불어 들어오며 다원의 차향을 함께 묻혀 와 신체가 편안하게 이완되는 것을 느낄 수 있다.

다원 일대에서는 녹차 음식들도 여러 가지 맛볼 수 있다. 그것을 음미하며 느림의 미학을 즐기다보면 심신이 어느새 차향으로 가득 채워져 행복감이 부스럭거리며 날개를 펴는 듯한 기분이 된다.

이외에도 전국의 내로라하는 명산대천, 숨은 비경과 생명력 감도는 현장을 많이 취재해 지면에 반영했다. 당시 내가 발로 찾아 소개한 장소들이 100여 곳은 될 성 싶다. 청년기의 고단한 현실을 생명 문화 현장 답사로 희석시키고, 그럼으로써 내 영육도 건강하게 재탄생시키려 했던 청춘의 자화상이다.

그렇지만 기대와 달리 나의 현실은 호락호락하지 않았다. 취재 차 방문한 곳에서는 휴식과 심신의 안정을 다소 이룰 수 있었으나 인생의 여러 가지 모순을 반전시키기에는 역부족이었다.

나는 오히려 푸름을 무성하게 키워야 할 청년기에 잎이 시들어 떨어지는 병든 나무 신세를 면치 못했다. 그 시기 나에게 위십이지장궤양, 뇌전증, 만성비염, 중증천식, 손목결절종 등이 찾아왔다. 하나를 다스리면 또 다른 것들이 연달아 덮치는 바람에 나는 신고(辛苦)의 젊은 시절을 보내야 했다.

# 3

## 국내 약학박사 1호 홍문화의 조언
## 위십이지장궤양

간혹 명치 부위가 따끔거리는 증상과 함께 먹은 것이 잘 소화되지 않고 메스꺼운 느낌이 일어나는 것을 깨달았다. 답답한 가슴을 진정시키려고 침을 뱉으면 그 속에 피가 묻어 나오기도 했다. 복통과 속 쓰림이 이어졌고, 설사 같은 묽은 변과 빈혈 같은 어지럼증이 따라다니기도 했다. 돌이켜보니, 이런 신체 상태가 몇 달간 지속된 것 같았다.

체중이 빠질 대로 빠져 피골이 상접한 모습이었고, 얼굴은 항상 노리끼리한 병색을 드러냈다. 주위 사람들이 어깨를 툭 치며 "요새 왜 그래? 어디 아파요" 하고 묻곤 했다.

견디다 못해 가까운 종합병원을 찾아 내과 전문의와 면담했다. 의사는 방사선 기사를 시켜 내게 흰죽처럼 생긴 조영제를 잔뜩 먹인 뒤 의료장비에 몸을 밀착시켜 뱃속을 촬영토록 했다. 촬영 결과는 충격적이었다. 위와 십이지장 내벽이 호미로 땅을 파헤친 것처럼 울퉁불퉁하게 헐어 있었다. 의사는 영상 필름을 찬찬이 들여다보며 혀를 끌끌 찼다. "젊은 사람이 어쩌다 이렇게 됐어요? 궤양 증세가 아주 심하네!"

의사는 내게 세 달 치 약을 처방해 주었다. 식사 후마다 한 봉지씩 복용하는 조제약이었기에 세 달 치는 한 아름이나 됐다. 나는 병원 약국에서 약 포장지를 들고 나오며 크게 한숨을 쉬어야 했다. 그날부터 열심히 약을 복용했다. 의사 지시를 잘 따르면 세 달 후 병이 말끔히 나을 것을 상상하면서.

그러나 약 복용이 가져다 준 결과는 나의 기대치와 정반대였다. 약 복용 후 병원을 방문해 다시 조영술을 했을 때 위십이지장궤양 증세는 차도를 보이지 않은 것으로 나타났다. 의사는 위와 십이지장 벽이 여전히 심하게 헐어 있는 촬영 영상을 들여다보며 물었다.

"참 이상하네. 약을 다 먹긴 한 거예요?"

"밥 먹고 꼬박꼬박 잊지 않고 복용했는데요."

"아니, 그런데 결과가 왜 이럴까. 석 달 치 먹었으면 증세가 어느 정도라도 나아져야 하는데 전혀 그렇지 않네. 이해할 수 없네."

의사는 혼잣말하듯 중얼거리며 내게 또 다시 세 달 치 약을 처방해주었다. 머리와 등판에서 식은땀이 주르륵 흘렀고, 땅이 꺼지는 듯한 절망감이 밀려왔다.

집으로 돌아온 나는 수북한 약 더미를 바라보며 착잡한 심정을 떨칠 수 없었다. 탈출구가 보이지 않는 컴컴한 동굴 같은 골방에서 약보다 더 쓴 괴로움을 삼킨 날들이 지금도 눈앞에 삼삼하다.

그렇게 위십이지장궤양과 씨름하던 어느 날 나는 홍문화 박사 댁을 찾아갔다. 홍 박사는 우리나라 약학박사 1호다. 미국 퍼듀대 대학원을 졸업했으며, 서울대 약학대 학장과 아시아약학연맹 부회장 등을 지낸 원로학자다.

그는 내가 종사하는 신문에 〈약이 되는 식물〉 원고를 연재하는 필자였는데, 나는 그의 원고를 담당하는 기자였다. 일주일에 한 번씩 그의 집을 방문해 원고를 수령한 뒤 잘 다듬어 편집부에 넘기는 게 내 임무였다. 당시는 1980년대 후반으로 컴퓨터나 스마트폰이 발달하지 못해 신문 제작을 위해 그렇게 아날로그 방식으로 움직일 수밖에 없었다.

홍 박사는 70대 중반의 나이에 어울리지 않게 건장한 체격에 우윳빛 살결을 드러냈다. 노익장인 그를 만날 때마다 20대 청년이던 나는 스스로의 저질 건강을 한탄하며 어디론가 숨고 싶은 심정이 되곤 했다.

나는 서재에서 200자 원고지에 육필로 꾹꾹 눌러 쓴 그의 원고를 받으며 용기 내어 건강 상담을 했다. 나의 증세와 실망스런 병원 치료 결과를 듣고 난 그는, 한 손으로 은색 머리카락 쓸어 넘기며 빙긋이 미소 지었다.

"세 달이나 복용했는데도 호전되지 않는 상황이면 약을 끊는 게 좋아요. 그 약은 병 치료에 도움이 안 된다는 얘기예요. 오히려 약에 중독돼서 건강이 더 나빠질 수 있습니다."

그 말에 두 눈이 동그래졌다. 너무 뜻밖의 조언이었기 때문이다. 약학박사가 약을 권장하지 않고 되레 끊으라고 말하는 것이 정녕 아이러니컬했다.

홍 박사가 계속해서 말했다.

"평소 갈등이나 고민거리가 많은 모양인데, 차라리 그걸 해결하려고 더 노력하는 게 나을 수 있습니다."

내면 상황을 꿰뚫고 있는 듯한 그의 말에 뜨끔한 기분이었다.

"의과대학에서는 토끼를 상대로 실습을 해요. 토끼를 거꾸로 매달아 놓고 주둥이를 물에 빠뜨리는 겁니다. 토끼는 숨을 쉬려고 발버둥치며 주둥이를 계속 들어 올리지요. 밤내 그렇게 놔두었다가 다음날 아침 축 늘어진 토끼를 내려 해부하면 위장에 구멍이 뻥 뚫려 있는 것을 확인하게 돼요. 토끼는 바둥거리는 과정에서 위염, 위궤양을 거쳐 위천공까지 일으키고 마침내 죽은 겁니다. 사람도 이런 상황이면 똑같은 결과가 신체에 반영돼요. 스트레스의 결과는 이렇게 무섭습니다."

마치 어느 현자의 가르침에 확철대오(廓撤大惡)라도 한 듯한 깨달음이 머릿속을 전류처럼 스쳐 지나갔다.

사실 그동안 고민과 갈등이 얼마나 많았던가. 수년간 소설가로서의 문단 등단에 수없이 실패했고, 회사의 승진 경쟁에 밀렸으며, 취재기자로서 날마다 피 튀기는 일상에 내몰려야 했으니…. 나는 그에게 고통스럽고 힘든 개인 사정을 있는 그대로 실토했다. 그러면서 물었다.

"이렇게 풀기 어려운 숙제가 첩첩이 쌓여 있으니 어쩝니까. 현재로선 헤쳐 나가기가 너무 버겁네요. 그러니 계속 이렇게 살아야 하나요."

"그럴수록 하는 공부나 일에 더 몰두해보세요. 성심을 다해 더 적극적으로 몰입하면 공부나 일에 진도가 더 잘 나가고 갈등 상황도 느끼지 못하게 됩니다. 그러다 보면 궁극적으로 목표 달성이 더 빠르고 쉬워지며, 갈등 감소로 치료도 진척됩니다."

홍 박사는 다시 빙그레 웃음 짓더니 손가락으로 벽에 걸린 사진 한 장을 가리켰다. 멸치처럼 바짝 마른 청년 사진이었다.

"기자 양반처럼 젊을 때 내 사진입니다."

나는 대꼬챙이 같은 사진 속 인물과 풍채 넉넉한 그의 현재 모습이 도무지 같은 인물로 연결되지 않아 의아한 표정을 지었다.

"나도 젊을 때는 학문이 잘 진척되지 않아서 갈등의 연속이었어요. 그 때문에 몸이 많이 상해서 이 모양으로 수척해져 있었던 겁니다. 그때 나를 상대로 실험했어요. '그래 이왕 이렇게 된 거 좌절하지 말고 더 열심히 해보자.' 나는 실험연구와 논문 쓰기에 더 몰두했어요. 매일 그렇게 하니까 갈등을 느낄 겨를도 없어지고 좋은 논문이 계속 쌓였지요. 당연히 현실의 장애요인들이 거둬졌고, 잃었던 건강도 차츰 회복되기에 이르렀습니다."

나는 속으로 무릎을 탁 쳤다. 너무나 명쾌한 건강 컨설팅이었던 것이다.

나는 그날부터 홍 박사의 조언을 실천했다. 공부나 일의 국면에서 갈등이 일어나려 하면 이를 미리 차단하기 위해 공부나 일에 더 깊이 빠져들었다. 마치 심연 속으로 잠수하듯 흠씬 몰입하니 일과 공부에서 진도가 훨씬 잘 나갔다. 또 번민이나 갈등이 상당 부분 원천 차단돼, 육체 건강에 긍정적 결과가 도모되는 것을 느낄 수 있었다.

나는 홍 박사의 조언대로 약을 완전히 끊었다. 그랬는데도 약을 계속 복용하던 때보다 건강이 더 좋아지는 것을 느낄수 있었다. 그러는 동안 회사의 승진 시험에도 어렵게 합격했고, 소설가로서 문단에 데뷔해 인생의 목적을 상당 부분 달성할 수 있었다.

나는 병원을 찾아가 다시 위십이지장 조영술을 했다. 놀랍게도 약을 먹지 않았는데도 위십이지장의 궤양 부위가 깨끗이 복구돼 있었다. 의사는 결과에 만족한다는 듯 웃음 지었지만, 나는 그동안 있었던 사실을 그대로 말할 수 없었다. 다만 복구된 건강에 감사하며 병원을 돌아 나왔다.

위십이지장궤양은 헬리코박터 파일로리균 감염이나 비스테로이드 소염제 복용, 흡연 등이 주요 원인으로 알려져 오늘날 병원에서는 이 같은 원인을 없애는 처방에 주력한다. 하지만 복잡다단하고 경쟁이 격화해 스트레스가 많은 현대인에게는 이로 인한 위산 과다 분비로 위나 십이지장 점막에 결손이 초래되는 게 또 다른 큰 원인이다. 후자의 경우 점막 손상을 유발하는 공격인자의 힘을 약화시키는 것이 치료에 결정타가 될 수 있다. 홍 박사는 이러한 심신 건강의 이치를 내게 가르쳐주었던 것이다.

그 후에도 인생살이 과정에서 갈등이나 번민이 쌓이면 나는 홍 박사의 조언을 떠올리며 비슷한 방법으로 어려움을 헤쳐 나가고, 인생을 진척시켰으며, 더불어 건강을 챙기는 일석삼조 효과를 거둘 수 있었다. 지금은 고인이 되셨지만 내 인생에 이렇게 큰 은혜를 베풀어주신 그에게 두고두고 감사의 인사를 드린다.

## 도스토옙스키를 괴롭힌 질병
# 뇌전증

형제자매가 있는 대전 집에서 주말을 보내고 출근을 위해 월요일 새벽 열차를 타러 역으로 나왔다. 열차표를 끊어 대합실에서 서울행 열차를 기다리다가 갑자기 심한 현기증을 느끼며 바닥에 쓰러졌다. 구역질도 심하게 올라왔다. 사람들이 우르르 주위에 몰려들었다. 그들의 도움으로 택시에 실려 어렵게 집으로 돌아올 수 있었다.

그날은 출근을 포기하고 집에서 안정을 취하려 애썼다. 그런데 현기증과 구역질이 진정되지 않았다. 방바닥에서 몸을 일으키려 하면 주위 사물들이 빙글빙글 돌고, 당장이라도 토할 것 같은 상황이 됐다. 그렇다고 직장인이 마냥 집에 처박혀 있을 수만도 없는 노릇이었다.

이튿날 비틀거리는 신체를 가까스로 추슬러 서울로 올라왔다. 회사에 도착해 일하려 하는데 일이 손에 잡히지 않았다.

극도의 불안감이 전신을 휘감았다. 나는 책임자의 양해를 구해 가까운 종합병원으로 향했다.

비틀거리며 병원으로 걸어가는 동안 주위 건물들이 자꾸 비스듬히 누웠고, 길가 시민들이 사지를 비비 꼬거나 썩은 짚단처럼 허물어지는 광경이 연출됐다. 보도블록도 꿈틀거렸다. 내 육체의 비정상적인 상태가 정상적인 외부 풍경을 그렇게 왜곡시키고 있었다.

정신신경과 진찰을 받으며 뇌파 검사와 뇌 영상 검사를 했다. 의사는 검사 결과 자료를 들여다보더니 충격적인 진단을 내렸다.

"이거, 간질입니다."

식은땀이 쫙 흘렀다. 등골로 뱀 한 마리가 기어 내려가는 기분이었다.

의사가 잇대어 말했다.

"전문 용어로 말한다면 전신발작에 해당해요. 약을 한 10년 간 먹어야 합니다."

나는 눈을 동그랗게 떴다.

"10년 동안이나요?"

"그래요. 10년간 약을 먹고도 나을지 어떨지는 그때 가봐야 알 수 있어요. 치료가 어려운 병입니다. 환자분이 끈기를 갖고 노력해야 해요. 약을 복용하다 중단하면 증세가 더 심해질 수 있으니 주의해야 합니다."

나는 산길을 걷다가 낭떠러지 아래로 굴러 떨어진 느낌이었다.

약 봉지를 들고 비틀걸음으로 회사에 돌아오면서 참담한 심정을 떨칠 수 없었다. 육체의 이 비상 상황을 어찌해야 하나. 앞으로도 이렇게 빙글빙글 도는 인생살이를 계속해야 하나.

내 나이 이제 갓 스물여섯. 새파란 청춘 시절 이 무슨 날벼락인가.

나는 유년기의 소아마비에 이어 이제 청년기에 두 번째 인생의 큰 파고를 만난 것이다. 이 거대한 파고를 어떻게 타 넘어야 하나. 엄습하는 두려움 앞에 치를 떨어야 했다.

나는 간질, 곧 뇌전증이 어떤 질병인지 대충 알고 있었다. 이는 항간에서 '지랄병'으로 불릴 만큼 매우 부정적인 인식이 뒤집어 씌워진 질환이다. 러시아 대문호 표도르 도스토옙스

키(Fyodor Dostoevskii)가 앓았다고 해서 세간에 많이 알려졌다. 도스토옙스키가 아니더라도 뇌전증 환자는 주위에서 가끔 볼 수 있다. 길을 가다가 베어진 나무처럼 갑자기 몸이 허물어지는 사람, 쓰러져 팔다리를 꽈배기처럼 꼬며 게거품을 무는 사람, 의식을 잃고 사지를 사시나무처럼 떠는 이… . 이들이 대부분 뇌전증 환자다. 그들은 몸이 평소에도 이상한 것을 감지하며 지내기는 하나, 어느 때 갑자기 발광하듯 몸이 뒤틀릴지는 저 자신도 모른다. 그렇게 위급한 상황에서 달리는 버스나 자가용에 치는 등 겹으로 불행을 당하기도 한다.

나는 길을 걷다가 뇌전증 환자의 그러한 응급 상황을 몇 차례 목격하고는 측은지심을 느끼곤 했다. 그런데 이제 와서 내가 그들과 똑같은 신세가 되리라고는 꿈에도 생각지 못한 것이다. 나는 부실하기 짝이 없는 육신에 대해 참으로 한심하다는 생각이 들었다.

그렇더라도 소극적으로 신세 한탄만 하고 있을 수도 없는 노릇이었다. 그러기에는 내 인생이 청춘의 절정기에 올라 있었고, 앞으로 살아가야 할 날들이 너무 많았다.

나는 이 일을 계기로 '신체수리공'으로서의 역량을 본격적으로 발휘하기 시작했다. 그래, 의사에게만 맡기지 말고 이참에 고장난 이 몸뚱이를 스스로 열심히 고쳐 보자.

나는 살기 위해 의학 백과사전을 뒤적이기 시작했다. 전문의들이 써놓은 글을 보니, 뇌전증은 전신발작과 부분발작으로 나뉘는 것을 알 수 있었다. 전신발작은 전신이 뻣뻣하게 굳어지거나, 고개와 눈동자가 돌아가기도 하고, 얼굴이 파래지는 '청색증'을 보이기도 한다. 심한 어지럼증으로 쓰러져 입에서 침과 거품을 토하거나, 갑자기 고함을 지르거나, 호흡곤란을 일으키기도 한다. 순간적으로 의식을 잃거나 힘이 빠지며 넘어져 머리나 얼굴 등을 다치기 일쑤다.

부분발작은 한 손이나 팔을 이리저리 휘젓거나 까딱거리는 등 이상 행동을 보이는 경우다. 경우에 따라 계속해서 입맛을 쩝쩝 다시는 등 부분적으로 이상한 증세를 나타낸다. 이때 의식은 정상적이지만, 내면으로는 계속 불안감이 감돈다.

이처럼 난처한 증세가 따라다니는 까닭은 이 병이 뇌의 병변으로 인한 것이기 때문이다. 주로 대뇌피질의 신경세포들이 갑작스럽고 무질서하게 흥분하면서 증상이 생겨난다.

뇌전증은 흔히 유전적 소인으로 발생하는 것으로 알려져

있으나 꼭 그렇지만은 않다. 뇌졸중이나 머리 외상, 뇌종양, 뇌염 등 과거 뇌 손상 병력 때문에 나타나기도 하고, 전해질 불균형, 알코올 금단 현상, 요독증 등이 원인이 돼 발생하기도 한다. 무엇이 원인이든 뇌의 병리적 상태가 신체를 맞이 가게 하는 주범이므로 이를 해소하는 것이 치료의 핵심이다.

요즘은 성능 우수한 신약이 많이 개발돼 뇌전증을 수년 내에 70~80%까지 완치할 수 있는 시대다. 하지만 내가 이 병에 걸린 40년 전만 하더라도 현대의학의 치료 기술이 제대로 발전하지 못해 뇌전증은 몹쓸 병으로 치부되기 일쑤였고, 약을 10년씩이나 먹어야 하는 상황이었다.

나는 처방 받아 집에 가져온 약 봉지를 눈앞에 두고 끝없이 헛김이 빠졌다. 의사가 약을 복용하다 중단하면 안 된다고 경고했기에 먹기 망설여지는 날들이 며칠 이어졌다.

나는 조상이나 주위 친척들 중 누군가가 뇌전증을 앓았다는 이야기를 들어본 적이 없다. 이런 상황이고 보면 내 증상은 유전과는 상관없는 일일 것이란 데 생각이 미쳤다. 그렇다면 달리 무슨 원인으로 이렇게 골치 아픈 질환이 달라붙은 것인가.

곰곰 생각하니 최근의 고통스런 현실이 원인이 되지 않았을까 하는 데 생각이 미쳤다.

한때는 나도 한번 노벨문학상을 받아본다는 야망을 안고 대학시절부터 문학 공부에 매진해온 터다. 전공은 경제학이었지만 나는 소설 쓰기에 거의 미쳐 있었다. 기자 생활을 하면서도 틈틈이 습작으로 일 년에 중·단편소설을 10여 편씩 써냈다. 거의 초인적인 노력의 연속이었다. 그렇게 써낸 습작 원고를 신춘문예 등에 응모했다가 낙선해 허무감에 빠지곤 했다. 그렇게 청춘의 10년을 보냈다. 이렇다 보니 종종 신체가 파김치가 됐고, 오랫동안 두통이 따라다녔다.

신문사 내에서는 아이러니컬하게도 취재기자로서 잘 적응을 하지 못했다. 신문 보도 기사는 매우 건조하고 간결한 문장으로 써 내려가야 한다. 쉼표나 마침표, 조사(助詞), 접속사 등에서도 군더더기를 일체 허용하지 않는다.

나의 문학적 문장은 만연체에 가까웠다. 담당 데스크는 그렇게 축축 늘어지는 문장을 매우 못마땅해 했다. 당시는 200자 원고지에 세로로 글을 써내려가던 시절이다. 데스크에서는 내가 넘긴 취재기사 원고를 붉은 볼펜으로 사정없이 고쳤다. 나는 자존심이 매우 상했다. 저녁이면 소주 한잔으로 스트레스를 삭이곤 했다.

기자 생활을 시작하고 2년여째 그렇게 갈등이 많은 시간을 보냈던 것 같다. 그럼에도 불구하고 나의 만연체 문장은 명쾌하게 고쳐지지 않았다. 어느 날은 내가 넘긴 원고가 데스크를 거치며 완전히 딸기밭처럼 시뻘게져 얼굴이 확확 달아오른 적도 있다.

그러다가 또 다른 날 드디어 사고가 터졌다. 그날은 데스크가 아주 작정하고 내게 망신을 주려 했던 것 같다. 원고를 작성해 넘겼는데, 데스크는 그것을 죽 훑어보더니, 가타부타 말 없이 그 원고에 침을 탁 뱉어 쓰레기통에 구겨 넣는 것이 아닌가.

그날 내 자존심도 쓰레기통에 함께 뭉개져 들어갔다. 노벨문학상이 다 무언가. 눈앞에서 짧은 보도기사 하나 제대로 작성하지 못해 이 망신을 당하는데… . 그날 내 인생도 고스란히 쓰레기 처리된 씁쓸한 기분이었다. 노벨문학상을 꿈꿔 온 문학청년이었기에 나는 날개 없이 추락했고, 결과는 비참했다.

머릿속에서 화약이라도 터진 듯 지끈지끈한 동통이 계속됐고, 위장이 민감한 반응으로 상처를 입었는지 침을 뱉으면 피가 섞여 나왔다. 나는 신문사 부적응자로 낙인 찍혀 쫓겨날지도 모르는 불안감을 안고 지내야 했다. 지금 생각해보면 그때 그 사건이 결정적으로 내 몸, 특히 뇌 안에 어떤 충격과 상처를 남겼던 것 같다. 그것이 뇌전증 발작으로 이어지는 원인이 됐을 것으로 짐작된다.

나는 뇌전증 진단을 받고도 약을 복용하지 않았다. 10년간 지속적으로 먹을 자신이 없었던 까닭이다. 대신 최대한 마음의 안정을 이루기로 했다. 그렇게 하여 평정심을 되찾기까지는 그 후로도 여러 달이 걸렸다. 나는 차츰 신문사 일에 익숙해져 갔고, 뇌전증이 초래하는 현기증과 구역질도 시나브로 완화됐다.

지난 기억을 되살려 보면 뇌전증과 관련해서는 하늘이 나를 전적으로 도왔던 것 같다. 뇌전증이 몸을 쓰러뜨릴 것 같은 위급 상황이 닥치면 길가 철책이나 나뭇가지를 붙잡거나 숨을 고르며 증세를 진정시켰다. 구역질이 올라올 때도 잠시 눈을 감고 마음의 안정을 이루려 하는 나름의 방법으로 다

스렸다. 그러는 과정에서 시간이 흐르며 뇌 안의 병반이 시나
브로 자연 치유된 게 아닐까 하는 생각이 든다.

뇌전증은 그러나 그 후에도 수십 년간 경미하게 나를 따라
다녔다. 다만 증세가 표면화되지 않아 주위 사람들이 알아채
지 못했을 뿐이다.

나는 거의 50줄에 이르러 진동요법을 터득하면서 뇌전증
증상을 온전히 컨트롤할 수 있었다. 이 방법으로 뇌 안에서
뇌간진동을 묵직하게 일으키는 생활을 반복하면서, 병적으로
헝클어지거나 사멸했던 뇌신경세포들이 정상을 되찾아 건강
이 돌아온 것이다.

이렇게 뇌전증을 다스린 진동요법에 대해서는 제4장에서
상세한 설명을 곁들이고자 한다.

# 5

## 백약이 무효?
## 만성비염

주위에 비염환자들이 의외로 많다. 독감이나 감기 유행철도 아닌데 전동차나 버스에서 계속 재채기하거나 콧물 닦는 이는 십중팔구 이 환자라 해도 틀리지 않다. 코로나19가 유행한 2020년 이후부터는 비염이 이 팬데믹의 큰 흐름 속에 묻혀 버렸다.

비염 환자는 콜록거리다가 코로나19 환자로 의심돼 사람들의 따가운 시선을 받았다. 그렇다고 터져 나오는 재채기와 콧물을 눈가림으로 속일 수도 없는 노릇. 코로나 유행 기간 동안 비염 환자들은 말 못할 설움을 안고 살아야 했다.

비염은 급성일 경우 병원 치료로 고칠 수 있지만 만성으로 이환되면 곤란해진다. 백약이 무효다. 양·한방병원 어디서도 완벽한 치료법을 제시하지 못한다. 비염 전문 유명 한의원 등에서 고칠 수 있다고들 자신하지만, 시간이 지나 재발하는 경우가 허다하다. 일종의 자가면역질환이어서 현대의학은 치료에 한계를 드러낼 수밖에 없다. 특히 젊은 여성 환자들은 매일 화장마저 흐트러져 여간 많이 신경 쓰이는 게 아니다.

선천적으로 폐 기능을 약하게 타고 난 사람이 비염의 노예가 되기 쉽다. 나 역시 조상으로부터 허약한 폐 기능을 물려받은 터라 고약한 운명을 비껴갈 수 없었다. 꽃가루 날리는 봄철이면 봇물이라도 터진 듯 콧물이 쏟아졌다. 황사나 미세먼지가 덮치는 날도 예외가 아니었다. 이물질들이 비강을 따라 들어와 생체를 교란시켰다.

환절기에 찬바람이 불어도 여지없이 콧물, 재채기가 나왔다. 환절기가 아니어도 몸에서 냉기가 도는 듯하면 코에 수도꼭지라도 달린 듯 콧물이 흘렀다. 밤에 자다가 콧물이 폭발해 놀라 깨어난 일도 한두 번이 아니다. 회사 사무실에서도, 국내외 출장 중에도 비염은 반갑지 않은 손님이었다. 어느 해인가는 일 년 내내 나를 괴롭혔다. 병원 약은 근본 치료가 되지 못했다. 화장지 다발이 늘 내 곁에 보초병처럼 놓여 있었다.

고민 끝에 침을 맞아보기도 했다. 한의원에서 놓는 가늘고 작은 침이 아니라 장침(長針)이었다. 나는 한 지인으로부터 용한 침구사가 있다는 말을 듣고 지푸라기라도 잡는 심정으로 그를 찾아갔다. 침구사는 나를 방바닥에 눕히더니 길이 10㎝가량 되는 금침으로 코 옆을 깊숙이 찔렀다. 침 바늘은 비강으로 들어가 주변을 사정없이 후벼 팠다. 눈물이 쑥 뽑혀 나올 정도로 아파 신음해야 했다. 코에서 검붉은 어혈이 한 뭉텅이 빠져 나왔다. 침구사가 침 바늘을 빼어내고 치료를 마치며 말했다.

"이제 어때요. 콧속이 시원하지요?"

아닌 게 아니라 왼쪽 콧속을 막고 있던 콧물과 썩은 피 배출로 비강이 뻥 뚫린 기분이었다. 흐릿하던 시야마저 탁 트여 시력까지 좋아진 느낌이었다.

"이 어혈이 콧속을 막고 있어서 그랬던 겁니다. 이제 다 나았으니 걱정 마세요."

나는 신기하다는 느낌을 떨칠 수 없었고, 그 침구사가 정말 대단하다고 생각했다.

그런데 침 치료 효과는 열흘 정도밖에 가지 않았다. 증세가 재발해 다시 침구사에게 침을 맞아야 했고, 얼마 동안 괜찮다가 같은 증세가 다시 고개를 들곤 했다. 나는 이 치료법도 근본적인 방법이 아님을 알고 허탈감에 빠졌다.

그렇게 비염과 씨름하며 지낸 세월이 무려 30년이다. 내 인생의 중요한 기간인 청·장년기에 비염으로 떨어진 삶의 질을 계량화한다면 그 피해가 이만저만 크지 않을 것이다.

나는 그렇게 긴 고통의 터널을 지나고 60살 가까이 이르러서야 이 병을 거의 자신감 있게 컨트롤할 수 있었다. 진동요법을 배워 매일같이 전신진동을 능숙하게 구사할 수 있게 되면서 이 병이 더 이상은 내 몸뚱이를 괴롭히지 못하는 녀석이 돼 떨어져 나갔다.

모든 비염 환자 상태가 나와 같지는 않을 것이다. 체질도 다르고 처한 환경도 동일하지 않기 때문이다. 그러나 진동요법은, 이를 몸에 제대로 익혀 실천하면, 알레르기성이든 만성비염이든 상관없이 모든 비염을 다스릴 수 있게 한다. 부분진동 등 약한 진동이나 짝퉁의 어설픈 진동으로는 비염을 완전하게 몰아낼 수 없다. 일상적으로 전신진동을 전문가 수준으로 능수능란하게 실천할 수 있어야 문제가 원천적으로 해결된다.

비염은 흔히 폐에 근본 문제 있는 사람에게 만성적으로 달려들지만, 호흡기에 국한된 질병은 아니다. 신체 여기저기에서 간질간질하거나 아린 증상이 따라다니는 경우가 많은 것으로 보아 전신성 질환이라 해야 옳다. 그러므로 호흡기를 잘 다스리되, 전신도 함께 대처한다는 자세로 치료에 임해야 한다.

비염 치료의 관건은 무엇보다 중추신경을 잘 위무하는 데 있다. 모든 질병이 대부분 마찬가지지만 비염도 예외가 아니다. 그러므로 깊은 전신 이완 후 정수리부터 시작해 넉넉하고 너그러운 마음으로 대뇌 근육과 간뇌(시상 및 시상하부), 뇌간(중간뇌, 다리뇌 및 숨뇌) 등을 거쳐 척추(경추, 흉추, 요추, 미추 및 천추)를 따라 내려가며 더듬는다. 이렇게 정수리부터 척추 끝까지 오르내리는 일을 반복한다. 그 과정에서 막힌 부위가 있으면 필히 시원스럽게 뚫어줘야 한다. 진동이나 따스한 느낌, 무거운 느낌 등을 잘 살려 키우면 그 힘으로 막힌 부위를 뚫을 수 있다. 특히 묵직한 느낌이나 바르르 떨리는 전율감 등이 올라오면 그 힘으로 척추를 쭉 펴주며 막힌 것을 뚫는다.

고질적인 비염 환자는 중추신경 가운데 흉추 부위를 오랫동안 만성 염증성물질이 막아 그 부위의 혈액순환이 원활치 못한 경우가 흔하다. 그러므로 진동요법으로 이 부위를 풀어 탁기와 노폐물을 배출해줘야 한다. 이렇게 하면 흉추로부터 폐로 이어지는 말초신경이 건강성을 회복해 폐 기능이 증진되면서 비염 증세가 완화한다.

마찬가지 방법을 정수리와 비강 깊숙한 부위에 적용해 그 부위에 감도는 염증성물질, 탁기 등을 제거한다. 목 주위와 귀밑, 어깨 영역 등에 간질간질한 느낌을 유발하는 탁기가 있으면 이것도 같은 방법으로 밀어낼 수 있다. 양쪽 폐 안으로도 깊숙이 들어가 진동을 유도함으로써 그곳의 면역 환경을 개선한다. 종내에는 전신에 진동을 유도해 묵직한 느낌이 올라오게 하고, 그 느낌을 바탕으로 스트레칭을 겸해 몸을 꺾거나 여기저기 부위를 돌려준다.

이렇게 하는 동안 몸에 겉돌던 염증성물질이 콧물과 소변 형태로 시원하게 배출되고 신체가 전반적으로 편안하게 정돈된다. 그 과정에서 비염으로 약화한 조직이 점점 재생돼 신체가 건강을 회복할 수 있다.

비염은 이 같은 작업으로 그때그때 적절히 다스리며 신체를 시나브로 재건하는 게 최선의 대처법이다. 유전적 소인이 있으면 살아 있는 동안 관련 유전자를 몰아낼 수 없으므로, 이 방법으로 그 유전자의 스위치가 켜지지 못하게 해 질병 발현을 원천적으로 막으면 된다.

어려울 것 같지만 막상 배워 실천하니 그다지 어렵지 않았다. 진동요법의 고수가 되면서 비로소 비염으로부터 해방된 기쁨을 독자 여러분도 함께 누릴 수 있게 되길 기원한다.

# 6

## 손아귀에 잡힌 악마성
## 중증천식

천식도 비염 못지않게 고약한 질환이다. 대표적 천식 증상은 쌕쌕거리는 천명(天鳴)과 호흡곤란, 가슴 답답함, 반복되는 기침 등이다. 기관지에 염증이 생겨 가래가 증가하거나, 알레르기 원인 물질 등 여러 자극에 의해 기관지가 수축함으로써 증상이 발생하는 것으로 알려져 있다. 알레르기 원인 물질로는 꽃가루, 곰팡이, 균사체, 효모균, 집먼지진드기, 동물의 털, 바퀴벌레 등이 지목된다. 유전적 소인이 있는 사람에게 이 같은 환경적 요인이 더해지면 천식 발작이 나타난다고 한다.

나는 학창 시절부터 시작해 쉰 살이 넘을 무렵까지 거의 40년간을 중증천식으로 고생했다. 경증의 천식은 스테로이드제 흡입 등을 통해 제어할 수 있지만 중증은 현대의학으로도 치료 난망이다. 중증천식 환자는 숨 쉴 때 쌕쌕거리는 소리는 기본이고, 한밤중에 자칫 숨이 넘어갈 것 같은 공포감에 휩

싸이기도 한다. 반복적으로 병원 응급실에 실려가 위기를 모면하는 환자들도 있다.

나는 응급실에 실려 가는 위기 상황까지 가진 않았지만, 기관지가 좁아져 쌕쌕거리느라 밤잠을 설친 날들이 부지기수다. 회사 생활 중에는 질긴 기침을 하도 많이 해서 직원들이 눈살을 찌푸리곤 했다. 호흡이 마비돼 죽을 것 같은 상황이 된 적도 한두 번이 아니었다. 염증으로 기관지 점막이 붓고, 근육 경련으로 점액이 분비돼 기관지 통로가 막히면서 사태가 벌어지는 것으로 보였다.

이러한 천식도 비염처럼 유전이 원인이었다. 나는 선친으로부터 흉추 부위가 항상 차가운 기질을 물려받았다. 일 년 내내 야구공만한 얼음덩어리가 그곳에 박혀 있는 것 같았다. 이러한 흉추의 비정상 상태는 필연적으로 내게 심장과 폐 기능 약화를 몰고 온 것으로 추측된다.

나는 그 얼음덩어리가 사고뭉치임을 인식하면서 생전에 선친이 천식 치료를 위해 늘 용각산을 가까이하신 일을 이해할 수 있었다. 증상이 도질 때마다 당신은 도라지로 만들었다는 그 하얀 가루약을 작은 숟가락으로 떠서 입 안에 털어 넣었다.

　나는 중증천식으로부터 도피하기 위해 별의별 방법들을 다 동원했다. 병원과 한의원 약은 기본이고, 개인적으로 폐와 기관지 기능을 향상시키기 위한 생활치료법도 실시했다. 즉 도라지, 더덕, 은행, 무 등을 큰 솥에 넣고 끓여 그 즙액을 한철 내내 마시기도 한 것이다. 도라지는 기관지질환에 약효가 뛰어나다는 장생도라지를 사용하기도 했다. 그럼에도 불구하고 중증천식은 나의 손아귀에 잘 잡히지 않았다.

　그러다가 궁리 끝에 마지막으로 대처한 것이 진동요법(제4장에서 설명) 적용이다. 나는 어느 날부터 천식 치료에도 비염의 경우처럼 진동요법을 전격적으로 적용했다. 진동요법 운용도 비염의 경우와 유사하게 했다. 비염이든 천식이든 어차피 폐와 흉추 등을 중점적으로 다스려야 하는 호흡기 질환이기 때문이다. 나는 유전적으로 받은 기질이 주위의 유발인자와 만나 천식이 꿈틀거릴 때마다 진동과 뜨뜻한 느낌, 무거운 느낌 등으로 중추신경을 묵직하게 잡아주었고, 전신을 잔잔한 진동 물결에 젖어들게 했다. 그리고 그 여세를 몰아 폐부 깊숙한 곳과 기관지의 염증성 물질을 몰아내는 데 집중했다. 흉추의 야구공만한 얼음덩어리를 녹이는 데도 사력을 다했다.

　이렇게 함으로써 얼음덩어리와 냉기가 빠지고, 폐와 기관지의 끈끈한 점액이 가래 형태로 배출됐으며, 기관지 통로가 정상 상태를 회복할 수 있었다. 천식 발작이 느껴질 때마다 이같은 자율적 치료를 반복한 결과 호흡기를 중심으로 한 신체 조직이 정상을 회복하면서 수십 년간 혼란 상태이던 면역체계를 거의 정상화하는 데 성공할 수 있었다.

　물론 아직도 유전적 요인이 남아 있어 천식 위험이 100% 제거됐다고 장담할 수는 없다. 그러나 그렇게 수십 년간 악마성을 드러내며 나를 괴롭혀온 이 녀석이 이제는 내 손아귀에 잡혀 더 이상 내 영혼의 집을 흔들 수 없게 됐다는 사실만큼은 자신 있게 밝힐 수 있다.

# 동해 바닷물과 아토피 피부염 치료

아토피 피부염은 주로 어릴 때 발생해 성장 과정에서 저절로 사라지며, 비염이나 천식 형태로 모습을 바꿔 환자를 괴롭히는 경우들이 적지 않다. 이는 이들이 모두 한의학 상 호흡기 관련 질환으로서 그 뿌리가 같기 때문이다.

요즘 어린이 아토피 환자들이 꽤 많다. 아파트 생활 등으로 자연과 멀어진 탓이란 의학계의 지적들이 있다. 나는 어릴 적 좋은 자연 환경 속에 자라 아토피로 고생하지 않았지만, 이와 관련된 기질은 타고난 듯하다. 오랫동안 비염과 천식으로 고생한 것으로도 이를 미뤄 알 수 있다. 성인이 된 뒤 아토피와 유사한 증상들이 피부 병변으로 드러난 경우들도 종종 있었다.

작은딸이 내 기질을 물려받은 탓인지 아토피와 비염 등으로 고생을 많이 했다. 작은딸은 서너 살 무렵 아토피로 피부가 가려워 잠을 잘 못 잤고, 전신에서 진물이 나오며 흉터가 생겼다. 피부과 병원을 수차례 들락거렸지만 증상은 악화되기만 했다.

고민 끝에 여름휴가를 내어 아이를 동해안으로 데려갔다. 아이를 강릉 경포대해수욕장에서 바닷물에 담갔다 건져 모래찜

질시켰다. 아이는 피부가 따끔거린다면서도 그런대로 잘 참았다. 그런 뒤 저녁 무렵 숙소로 돌아와 샤워를 시키다가 나는 아이의 피부 병변이 상당히 것을 보고 깜짝 놀랐다. 진물과 울긋불긋하게 흉측하던 부위들이 거의 사라졌고 피부가 속도감 있게 아물고 있는 게 아닌가.

나는 이튿날 동해안을 따라 내려가며 주문진, 망상 등의 해수욕장에서 다시 해수욕과 모래찜질을 반복해주었다. 그리고 사흘 만에 서울로 돌아왔을 때 아이의 아토피 피부염은 90%가 개선돼 있었다. 어린이집 원장 등 주위 사람들이 모두 놀라워했다.

나는 막연한 생각 끝에 동해안으로 향했었다. 아토피는 일종의 공해병 아닌가? 그렇다면 공해와 정반대되는 원시 자연 속으로 들어가면 치료 효과가 나지 않을까.

나는 농촌이나 산촌보다 더한 태초의 자연 속으로 되돌아 들어가 보기로 했다. 인류의 본래 고향은 바다라 할 수 있다. 진화론 상 인간의 조상은 물고기이기 때문이다. 이렇게 볼 때 현대인은 고향으로부터 너무 멀리 떠나왔다. 현대인을 괴롭히는 자가면역질환들이 상당 부분 이와 관련 있을 것이라는 생각이 들었다.

우연인지 몰라도 내 판단은 적중했다. 그 후 나의 경험을 들은 다른 아토피 가족들도 아이들을 동해안에 데려가 치료 효과를 체험했고, 나는 감사의 말을 들을 수 있었다. 물론 모두가 효과를 본 것은 아니며, 개중에는 기대가 실망으로 이어진 아이도 있다. 하지만 병원에서 해결 못하던 질병을 그렇게 단순한 방법으로 고칠 수 있었다는 사실은 큰 시사점을 던져준다. 원시 대자연 속에 의사가 모르는 상당한 치유 물질들이 있을 것이라는.

그 후 나는 경희대 한의대 안덕균 교수가 편저한 《북한의 자연치료의학》이란 책을 읽다가 그중 아토피 관련 대목에서 눈길이 멎었다. 거기에는 아토피는 바닷가 햇살과 바닷물 속에 치료 물질들이 많으므로 해수욕을 즐기면 고쳐질 수 있다는 내용이 적혀 있었다. 나는 북한 의사들 생각과 내 생각이 일치한 것에 스스로 놀랐다.

북한은 현대의학의 기술이 충분히 자리 잡지 못해 의사들은 자연의 물질들을 이용해 환자를 치료하는 경우들이 많다. 온천물이나 바닷물, 햇빛, 각종 약초 등을 활용하는 것이다. 그야말로 자연치료의학이다. 이런 원초적 의술이 첨단 의료기술을 능가하기도 한다는 사실은 매우 아이러니컬하다.

어디서나 원시 대자연은 그 품에 위대한 치유의 손길을 지니고 있다. 우주 대자연을 치료의 중심으로 받아들여야 하는 이유가 여기 있다.

# 수술 없이 근치하다
## 손목결절종

결절종은 손목, 손가락, 발목 등에서 발생한다. 그중 손목에 생기는 결절종이 가장 흔하다.

손목결절종은 손과 팔이 연결되는 부위에 콩알, 대추, 혹은 알밤 크기로 솟아 올라온다. 이로 인해 손목을 구부릴 때 약간 아리거나 불편한 느낌이 동반될 수 있다. 그러나 일상적으로는 그다지 불편한 것을 잘 모른다. 다만 사람들과 담소하거나 악수할 때 혹처럼 튀어나온 부분이 다소 신경 쓰일 뿐이다.

그렇더라도 미용에 민감한 여성들에게는 손목결절종이 일상의 큰 스트레스 요인이 될 수 있다. 따라서 병원 치료를 염두에 두지 않을 수 없다.

나도 오른쪽 손목에 대추알 크기의 결절종이 올라왔다. 처음엔 벌레에 물려 부었나 보다 생각했는데, 시간이 갈수록 커지고 만지면 단단한 느낌이 들어 어떤 질병 현상임을 깨달았다. 나는 그 부위를 몇 달간 만지작거리다가 치료를 위해 어쩔 수 없이 병원을 찾아야 했다.

의사는 결절종 부위에 소독약을 바르더니 거기에 굵은 주사바늘을 쑥 찔러 넣었다. 그리고는 그 안의 노폐물을 빼내는데, 누런 젤리처럼 진한 액체가 주사기 몸통으로 끌려 올라오는 게 아닌가. 그렇게 노폐물을 제거하자 봉긋하던 결절종 자리는 예전처럼 편평하게 가라앉았고, 애매하게 불편하던 느낌도 사라졌다. 나는 대수롭지 않은 질병을 가지고 괜히 여러 날 신경 썼다는 생각이 들었다.

그런데 그걸로 끝이 아니었다. 몇 달이 지나자 지난 번 결절종 자리에 다시 서서히 혹이 돋아 올라왔다. 마침내는 종전과 비슷한 크기가 됐다. 나는 고개를 갸웃거리며 다시 병원을 찾았고, 의사는 같은 방법으로 진한 액체를 빼내어 문제 부위를 정상화해줬다. 그 후에도 한 차례 더 같은 증상과 치료가 반복됐다. 네 번째는 혹이 종전보다 더 높이 올라와 크게 짜증이 났다.

나는 같은 의사를 찾아가 피로감 섞인 어조로 물었다.

"이거, 근본 치료 방법은 없습니까? 답답하네요."

의사가 대답했다.

"입원해 수술 받는 게 나을 듯합니다."

"입원이라고요? 이런 혹 정도 가지고 입원까지 해서 수술 받아야 합니까? 지금 여기서 그냥 째고 고쳐주셔도 될 것 같은데요."

내 말에 의사는 어처구니없다는 듯한 표정으로 나를 쳐다봤다.

"참 맹랑한 환자시네. 의사를 뭘로 알고 이러는 거요? 이 결절종, 별 거 아닌 것 같지만, 사실 뿌리가 깊어요. 이틀 입원해서 깊은 곳까지 메스를 집어넣어 수술하고 꿰매야 합니다. 그렇게 하고도 실패하는 경우가 종종 있습니다. 현대의학 기술로도 완치가 까다로운 병입니다. 아시겠어요?"

나는 전문가 앞에 건방진 소리를 했구나 하는 자책감이 들었다.

의사가 잇대어 말했다.

"수술 받기 싫으면 혹을 그냥 지니고 사세요. 무시하고 지내는 것도 한 방법입니다. 달리 크게 탈 날 일은 없으니까요."

나는 뒷머리를 긁적이며 어색하게 진찰실을 빠져 나와야 했다.

입원 수술이란 말에 고개가 가로로 저어졌다. 그동안 살아오면서 병원 문턱을 하도 많이 드나들어 입원이란 말만 나오면 질색이었다. 나는 다른 방도가 없을까 곰곰 생각해보았다.

인생살이 과정에서 문제가 돌출하면 언제, 어떤 형태로든 해결책도 생기기 마련이다. 나는 입원 치료의 고통과 번거로움을 피하기 위해 입원 이야기만 나오면 더 적극적으로 다른 방법을 찾아 나서는 성향이다.

며칠간 고민하던 나는 문득 손목결절종이 단순히 손목만의 문제가 아닐 수도 있겠다는 데 생각이 미쳤다. 혹시 손목과 연결된 다른 신체 부위의 모순이 이런 결과를 초래한 것은 아닐까.

그렇다면 그 부위는 어디인가. 팔? 어깨? 목? 아니면 경추나 흉추?

나는 팔과 어깨를 꺾어보기도 하고, 목을 좌우상하로 크게 돌려 스트레칭을 해보기도 했다. 경추와 흉추 부위도 좌우로 벌려보거나 목을 쭉 빼내 위아래로 늘려보았다. 그런 방법으로 그들 부위를 깊은 곳까지 풀어주자, 무언가 엉킨 것 같은 상황이 해소되며 신체가 편안해지는 것을 느꼈다.

그러다가 어느 날 경추 부위에 의식을 집중했다. 전신을 깊이 이완하고, 그런 바탕에서 마음으로 경추 부위에 다가가 그곳을 더욱 이완했다. 그리고는 탐조등을 비추듯 마음의 초점을 얼마간 그 자리에 머물게 했다. 마치 치유의 기적이 일어나게 도와달라고 기도하는 심정으로.

그러자 그동안 느껴보지 못한 변화가 거기서 일어났다. 경추와 그 주변부가 뜨뜻하고 묵직해지면서 거기서 무언가가 꿈틀거리는 게 아닌가. 그런 느낌은 경추를 찌르기도 하고 기분 좋게 감싸기도 하며 한동안 계속 그 자리를 맴돌았다.

그러더니 그 느낌이 오른쪽 어깨로 번지고, 다시 오른 팔로 이어지더니, 어느 순간 빠르게 손목결절종 부위까지 연결되는 것이었다. 그 순간 병변 부위에서 묘한 자극이 일어났다. 그 자극은 결절종을 찌르기도 하고 부드럽게 위무하기도 했다. 깊은 병반에서 찌릿찌릿하면서도 기분 좋게 일어나는 그 자극이야말로 자연 발생적으로 일어난 어떤 치유 현상임을 직감할 수 있었다.

10분가량 그런 자극이 계속됐을 것이다. 일별하니 봉긋 솟아 있던 결절 덩어리가 와해되고 있었다. 그렇게 관해(寬解)가 일어나면서 결절 안에 정체해 있던 노폐물이 손등의 정맥 혈관을 따라 꿈틀꿈틀 빠져나가는 게 보였다. 고농도로 농축된 염증은 손목 깊숙한 곳을 거쳐서도 배출되는지 그곳에 아린 느낌이 감돌았다.

그렇게 얼마간의 시간이 흐르자 마침내 결절종 자리가 다시 편평하게 안정됐고, 왼손가락으로 누르니 더 이상 불편한 느낌이 전달되지 않았다. 나는 감탄사가 나왔다.

"햐, 이렇게 병을 고치는 방법도 있구나! 병원 의사가 아니라 내 안의 위대한 의사가 내 병을 고쳐주는구나."

그런 일이 있고 난 후 15년 세월이 흘렀지만 그동안 결절종 자리에서는 다시 한 차례도 문제가 불거지지 않았다. 질병이 원천적으로 뿌리 뽑힌 것이다.

요즘도 병원에서는 결절종 환자가 찾아오면 과거와 똑같은 방법으로 시술한다. 어떻게 보면 허방을 짚는 치료 방법이라 하지 않을 수 없다. 원인을 정확히 모르니 대처방법도 갈팡질팡하는 것이다.

내가 스스로 대처한 방법은 원시적이라고 할 수 있지만, 매우 자율적으로 일어나는 자가 치료법이다. 의료진들이 내 경험을 참고로 경추 등의 근본 원인을 찾아내 정확히 해결하는 치료법을 연구해주길 이 자리를 빌어 촉구한다.

경추가 아니라면 흉추나 어깨관절, 견갑골, 회전근개 등 관련 부위 어느 곳의 체액 정체나 염증 적체, 산화 반응 등이 손목 부위 부조화로 이어져 결절종 덩어리를 부풀리는 것일 수도 있다. 그러므로 이들 연관 부위의 문제점을 해소해 결절종을 원천 치료하는 기술을 정립해 주기를 기대한다.

# 8

## 장쩌민 주석 주치의에게 배우다
### 발기부전

발기부전은 대부분의 남성들이 나이 들며 운명적으로 겪는 증상이다. 태어날 때 요추와 콩팥에 지니고 나온 선천지기(先天之氣)가 노화로 고갈되니, 달이 찼다 이지러지듯 육체가 기울며 나타나는 증상이다. 선천적으로 강한 콩팥 기운을 타고 난 사람은 80세가 넘어서도 정력이 왕성하고 발기력이 우수하지만, 대부분은 환갑 전후로 문제가 발생하기 쉽다. 콩팥 기능이 약하고 스트레스가 많은 사람은 심지어 30대 전후해서 발기력이 꺾이기도 한다.

발기력은 오지건강법으로 대충 확인할 수 있다. 콩팥과 관련된 것은 새끼손가락이다. 이 손가락이 반듯하지 않고 첫째와 둘째 마디가 좌우로 기울어 있거나 그 부위가 가늘면 선천적으로 발기력이 약할 수 있다. 이는 체질적으로 콩팥과 요추 부위가 쉽게 꼬이거나 막히고 이곳의 혈액순환이 원활치 못하다는 증거다.

나는 그동안 신체수리공으로서 수많은 환자들의 건강을 컨설팅 해줬는데, 그때마다 오지건강법으로 콩팥과 요추를 비롯한 그들의 타고난 건강을 진단했다. 그 결과 새끼손가락의 각도가 엇나가거나 그 부위가 빈약한 환자는 80~90%가 콩팥에 문제가 있음을 확인할 수 있었다. 이 경우 남성은 발기력 약화를 비롯해 허리 통증과 각종 콩팥 관련 질환에 노출되기 쉬웠다. 남성의 발기력 약화에 해당하는 여성 질환은 불감증이다. 새끼손가락의 모양에 문제가 있는 여성은 대부분 불감증이나 허리통증을 안고 살았다.

나 역시 새끼손가락이 반듯하지 못하고 첫째와 둘째 마디가 약간 안으로 굽었다. 그렇지 않아도 나이 들면 정력 약화로 발기력이 떨어지는데, 이런 신체 상태이다 보니 그런 기능 이상을 더 피할 수 없었다. 나는 물경 30대 후반에 발기부전 증세를 겪어 당황하기도 했다.

남성들은 중요 부위에 문제가 생기면 정력 강화 식품을 찾아 나선다. 독사를 넣어 달인 생사탕(生蛇湯)을 먹기도 하고, 흑염소진액을 보약처럼 가까이하기도 한다. 봄철에 산간 계곡의 바위를 밀쳐, 겨울잠 자느라 바짝 마른 개구리들을 포획하기도 한다. 이 개구리들은 겨울동안 몸안의 세균들이 빠져나가 청정한 상태이며 건강에 좋다고 한다. 개구리들은 기름 펄펄 끓는 솥에 던져지면 사지를 쫙쫙 뻗으며 튀겨진다. 남정네들은 아랫도리가 불뚝거리는 것을 상상하며 튀김개구리를 소주와 함께 아작아작 씹어 먹는다. 이런 행위가 과학적으로 발기력 증진과 어느 정도 연관 있는지는 모르지만, 하여튼 그런 속설을 믿고 오늘날도 한국 남성들은 그런 몬도가네식품 사냥을 멈추지 않는다.

언젠가 장쩌민(江澤民) 중국 공산당 주석 당시 그의 주치의로 활동하던 왕치(王琦) 박사를 서울에서 인터뷰한 일이 있다. 그는 장쩌민의 건강 중에서도 정력 문제를 주로 관리하는 중의사(中醫師)였다. 그는 음식점에서 나와 대화하는 동안 찐 왕새우를 주문했다. 정력 강화를 위해 왕새우뿐 아니라 작은 새우들도 쟁반에 담아 즐겨 먹는다고 했다. 콜레스테롤이 많은데 위험하지 않느냐고 물으니, 너무 걱정할 필요 없다는 대답이 돌아왔다. 새우의 콜레스테롤은 환자만 아니라면 부정적 기능보다 정력을 높이는 등 긍정적 기능이 더 많다는 얘기였다. 더욱이 물속에서 톡톡 튀는 그 갑각류의 생기가 몸 안에서 활력으로 작용하므로 이래저래 좋을 수밖에 없다고 했다. 귀를 솔깃하게 하는 조언이었다.

각설하고, 어찌됐든 중국이나 한국이나 서양이나, 혹은 지체가 높거나 낮거나 불문하고 죽는 날까지 정력과 발기력을 잘 관리해야 하는 것이 수컷으로 태어난 지구촌 남성들의 숙제인 것은 분명하다.

강한 발기력은 단순히 음경이 솟구쳐 섹스를 잘 할 수 있게 되는 능력만을 의미하지는 않는다. 이는 강한 정력과 연계돼 젊은 생체나이 및 넘치는 건강을 상징하고, 사회적 지배력을 확대하는 계기도 마련해준다. 그렇기 때문에 남성들은 발기력, 나아가 정력 강화에 그렇게도 안달을 낼 수밖에 없는 모양이다. 그럼에도 불구하고 남성성이 살아나지 않으면 의기소침해하고, 때로는 절망감에 빠지게 된다.

나는 발기력 증진을 위해 생약으로 만든 정력식품을 먹어 효과를 보기도 했다. 남미 안데스산맥의 해발 3,500m 이상 설산(雪山) 고지대에 자란다는 마카(Maca)나 해구신(海狗腎), 복분자, 구기자, 음양곽 등을 잘 배합해 만든 생약이 도움이 됐다. 중국이나 북한, 한국 등에 이들 생약 제제들이 많이 발달해 있다. 이상한 몬도가네 음식을 쫓아다니지 말고 천연 약재로 과학적으로 만든 이들 생약 제제들을 가까이할 것을 권하고자 한다.

비아그라는 당장의 효과는 크지만 신체를 수탈하기만 한다는 점이 문제다. 그러므로 이를 장기간 복용하면 나중에는 음경이 아예 꼬부라져 불구가 될 수도 있으므로 주의해야 한다. 반면 이들 천연 약제들은 신체에 원천적인 힘을 불어넣어주고 이를 다시 사용할 수 있도록 도와 기능이 더 우수하다고 할 수 있다.

나는 이외에도 때때로 전신의 막힌 경혈을 일제히 뚫어주어 발기력을 향상시키는 노력도 기울였다. 척추를 중심으로 기혈이 왕성하게 오르내리게 한 다음 그 기혈을 사지와 가슴, 복부, 머리 등으로 확산시켜 음경이 탄력을 받게 했다. 특히 하복부와 요추 부근에서 기혈이 왕성하게 돌게 하면 신장의 면역력이 증대돼 정력이 올라온다.

발기력 강화는 무너져 가는 인체를 다시 일으켜 세우는 것이다. 노화 시계바늘을 거꾸로 돌려 젊음과 활력, 그리고 생의 희망을 되찾는 것이다. 단순히 섹스 능력을 키우는 것과 다르다. 인생살이에 자신감을 회복하기 위한 방편이다.

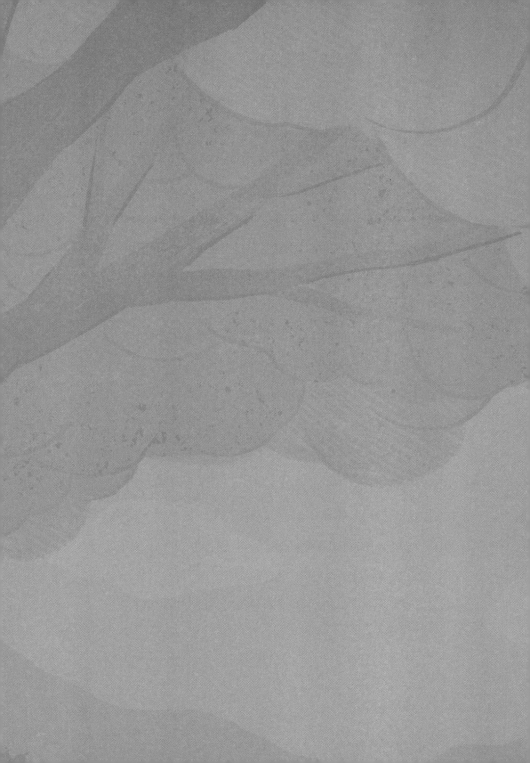

# 3장

## 밥상을
## 약상(藥床)으로

# 밥상을 엎다

　중년기에 접어들어 나는 더 험한 질병들에 노출됐다. 현대의
학으로 해결 난망인 베체트병을 비롯해 통증이 산통(産痛) 못지
않은 요로결석, 정신이 황폐해지는 공황장애, 콜라 색 소변이 쏟
아지는 사구체신염, 기타 과민성대장증후군, 경도인지장애 등이
악동처럼 따라다녀 행복하게 전개돼야 할 내 인생 길을 훼방 놓
았다.

　이들 질병은 병원에서도 제대로 치료해주지 못하는 난치병들
이어서 나는 이들의 공격에 지쳐 신음하는 세월을 보내야 했다.
어의 집안 후손이란 사실도 부끄러웠다. 온갖 질병을 이겨내 어

의 반열에 오를만한 역량을 갖추기 전에 그런 질병에 짓눌려 망가지는 육신의 현실이 끔찍했다. 이쯤 되면 하늘도 너무한 것 아닌가.

이렇게 질병에 취약한 유전자의 괴롭힘으로부터 벗어날 수 있는 더 근본적인 방법은 없을까 고민했다. 그런 궁리 끝에 내가 장년기에 도달한 생각은 밥상을 혁명적으로 바꿔보자는 것이었다. 아무래도 일상적으로 먹는 음식들이 불명예스런 집안 유전자와 만나 늘 말썽을 일으키는 것이 아닌가 하는 판단에서였다.

서양 속담에 '먹는 것이 우리를 만든다.(We are what we eat.)'는 말이 있다. 이 격언처럼 매일같이 먹는 음식이 소화기관을 거쳐 영양으로 흡수되면서 우리 몸은 조직을 구성하고 활력을 얻는다. 그러므로 먹는 것이 안전하고 조화로워야 인체에 유익한 영향이 전달되는 것은 상식에 가까운 얘기다. 반면 불량한 음식은 그만큼 육체를 해칠 수밖에 없다.

나는 일상적으로 우리 집 식탁에 오르는 식품과 점심, 혹은 저녁에 회식 등으로 대하는 음식을 곰곰 생각해 보았다. 그러는 과정에서 공해가 만연한 요즘 세상에 잘못된 식품들이 질병 유전자의 발현을 상당히 촉진할 수 있겠다는 데 생각이 미쳤다.

나는 농축산물 전문가다. 평생 동안 농축산물 생산 현장에서부터 유통과 가공, 소비 등에 이르기까지 전 과정을 취재하고 다녔다. 그러는 동안 항상 머릿속에 맴돈 것은 농축산물 생산 과정에서 지나치게 사용하는 농약, 화학비료, 양액, 성장촉진제, 항생제 등의 위해성이었다.

일간신문과 방송에서는 시시때때로 농약의 오남용 문제를 보도했다. 대형마트에서 기준치의 몇 십 배, 심지어 몇 백 배를 초과하는 농약 잔류 농산물들이 적발되는가 하면, 항생제 오남용 축산물들이 사회적으로 파장을 일으키곤 했다. 나는 생산자 입장을 대변하고 옹호해야 하는 처지의 농민신문 기자이다 보니 화학물질 초과 잔류로 인한 소비자 피해를 알고도 그냥 지나쳐야 했다.

그뿐이 아니다. 마트의 농산물들을 보라. 한결같이 정갈하고 반짝반짝 싱싱하다. 양액 재배한 것들이 통상 그렇다. 모름지기 농작물은 토양에서 뿌리를 멀리까지 뻗으며 영양분을 끌어 모으고, 이렇게 해서 정상적으로 자라야 이를 섭취하는 인간에게 이롭다. 반면 양액을 공급하면 농작물은 그 양액을 받아먹는 편리성으로 인해 뿌리를 잘 뻗지 않는다. 인간으로 말하자면 정상적인 식사를 하지 않고 비타민제와 링거액 등에 의존해 살아가는 사람과 다를 바 없다.

더욱이 요즘은 비닐하우스 작물들이 대부분이다. 비닐하우스는 계절을 거슬러 농작물을 키우는 공간이다. 과거 여름에 먹던 딸기는 요새 계절을 180도 역행해 12월경부터 시장에 나온다. 참외, 수박, 토마토 등도 수확 시기가 몇 달씩 앞당겨졌다. 오이와 호박은 사철 나오는 공산품처럼 형질이 변질돼 버렸다.

배는 어린애 머리통처럼 커지게 하려고 지베렐린이란 성장촉진제를 처리한다. 이렇게 키운 배는 대과(大果)여서 상품성이 높을지 몰라도, 소비자가 사다 아파트 베란다에 놓으면 며칠 못가 푸석푸석해진다. 과거 가을에 따서 창고에 뒹굴려 놓아도 봄철까지 과육이 옹골차던 배와 다르다. 이렇듯 온갖 반자연적이고 인위적인 기술들이 적용된다. 돈을 더 벌기 위해 소비자들의 눈을 가리는 것이다. 그럼에도 불구하고 도시의 깍쟁이 소비자들은 자연의 이치를 거슬러 나온, 반들반들 윤기 나는 농산물들에 반색한다. 똑똑한 어리석음에 빠진 형국이다.

나는 살기 위해 혼돈의 밥상을 엎어야겠다고 다짐했다. 이를 위해 내가 끌어들인 것은 '자연건강식의 5대 원리'다. 이는 국민

건강을 염려하는 학자들이 체계화한 것으로 내용은 시식, 비가
공식, 일물전체식, 신토불이식, 균형식 등으로 요약된다. 그 내용
은 다음과 같다.

### 시식(時食)

제철에 나온 것을 먹는다. 이는 논어에 나오는 불시불식(不時
不食), 곧 '제철이 아닌 것은 먹지 않는다'는 말에서 유래했다.
사실 제철 먹거리는 영양분 외에 생명력을 가득 지녔다. 포도는
9월 제철이라야 알이 터질 듯 생명물질로 가득하고, 산나물은
4~5월에 영양소와 약성이 최대치에 이른다. 서리 내릴 무렵 수
확하는 조선무도 매콤 달콤한 게 인삼에 버금가는 생명물질을
지녔다. 시식 습관을 통해 이렇듯 계절이 넘치게 넣어준 영양소
와 약성물질들을 최대한 많이 받아들이는 게 좋다.

### 비가공식(非加工食)

가공하지 않은 천연 농축수산물을 먹는다. 특히 농산물은 가
공을 많이 할수록 생명력이 점점 더 약화된다. 칼로 자르면 그
만큼 생명력이 소실되고, 지나치게 익히면 영양소가 파괴된다.

또 가공 과정에서 갖가지 반자연적인 인공식품첨가물이 들어
간다. 색을 돋보이게 하려고 발색제를, 향기로 후각에 어필하려
고 향미제를, 그리고 썩지 말라고 방부제를 섞는다. 정부는 인공
첨가물의 부작용을 줄이기 위해 각각의 가공식품에 대해 함량
을 규제하지만, 식품 전체에 대한 총량규제는 할 수 없다. 이로
인해 한 사람당 평생 섭취하는 인공첨가물 양이 일본 스모선수
몸무게만큼 많다고 한다. 암 등의 원인이 될 수 있는 식품 생산,
소비구조다.

### 일물전체식(一物全體食)

한 종류의 농수산물은 전체를 다 먹는 것이 건강에 이롭다는
것이다. 보통 생선은 뱃살만 발라 먹는 경향인데 대가리와 지느
러미, 꼬리 부위도 함께 음미하는 게 좋다. 각각의 부위마다 영
양소와 생리활성물질 등이 다르기 때문이다. 쌀은 백미가 아닌
현미, 기타 곡물들도 심하게 도정하지 않은 것들을 먹는다. 도정
을 많이 하면 속껍질이 깎여 나가 불완전한 곡물이 된다. 속껍
질에 비타민과 무기질 등 다양한 영양소가 내포돼 있는데, 이를
다 내버리는 결과가 된다. 곡물 알갱이 전체를 다 먹는다. 채소

도 잎과 줄기, 뿌리 등을 함께 먹어 그 농산물이 지닌 영양소를 유실 없이 흡수한다.

### 신토불이식(身土不二食)

신토불이란 내 몸(身)과 내가 발을 딛고 살아가는 흙(土)은 둘이 아닌, 하나란 뜻이다. 내 몸의 구성 성분과 흙의 구성 성분이 상호 교류하기 때문이다. 이를 매개하는 것은 우리가 일상적으로 먹는 농축수산물이다. 흙의 성분을 그대로 취할 수 없으므로 일단 농축수산물을 거쳐 인체에 전해지도록 돼 있다. 요즘은 글로벌 시대여서 멀리 유럽이나 미국, 중국 등지로부터 수입한 먹거리들이 식탁에 넘친다. 수입 식품은 이를 수출한 나라의 국민 체질에 맞지만, 우리 체질에는 잘 맞지 않는다. 우리 생태계에서 자라 소화흡수에 좋고 생명력과 약성 뛰어난 신토불이 농수산물을 가까이하는 게 한국인에게 좋다.

### 균형식(均衡食)

여러 가지 식재료를 골고루 먹어야 좋다는 말이다. 하루 30가지 이상의 식재료를 음식으로 만들어 식탁에 올리는 것이 건강 유지에 최적이라고 한다. 이렇게 하면 다양한 영양소가 몸을 지켜주고 활력을 보태준다. 또 독성물질이 체내에 들어오더라도 여러 가지 재료들이 이를 중화, 상쇄해서 몸에 탈이 나지 않게 도와준다. 어릴 때부터 편식하지 않고 골고루 먹는 습관은 건강하고 건전한 인체 형성에 디딤돌이 된다.

　나는 이들 다섯 가지 건강식 운동을 생활 속에 끌어들여 실천해 나갔다. 이를 나름대로 다시 정리해, 우선 '제철천연밥상'을 실현하기로 하고 아내의 동의를 얻어 밥상을 바꿔 나갔다. 소시지 등 가공식품과 염장식품, 설탕절임식품 등의 사용을 줄이고 제철에 그 계절이 선사한 신선 농수산물로 식탁을 차렸다. 또 '오색오미(伍色伍味) 밥상'을 실현하기로 하고 천연 농수산물이 지닌 다섯 가지 맛과 다섯 가지 향미, 아니 그 이상 되는 색깔과 향을 밥상에 올렸다. 다양한 색채와 향미는 서로 다른 기능성과 약성을 지녀 신체의 파수꾼 역할을 할 것으로 기대됐다. 특히 일물전체식 차원에서 흰쌀밥을 배격하고 주식으로 현미와 10여 가지 잡곡, 콩 등을 섞어 지은 통곡물 잡곡밥을 일상적으로 먹었다.

통곡물 잡곡밥은 자칫 잘못 지으면 뻑뻑해 먹기 힘들고 위장이 부담감을 느낄 수도 있다. 이를 해결하기 위해 잡곡을 24시간 정도 충분히 물에 불렸다. 또 식감을 부드럽게 하기 위해 찹쌀을 약간 섞어 전기밥솥에 안쳤다. 이렇게 밥을 지으니 그런대로 먹을 만했다.

처음에는 아이들이 먹기 불편하다며 식사를 거부했다. 흰쌀밥을 달라고 야단이었다.

나는 아이들을 살살 달랬다.

"아니야, 흰쌀밥은 설탕 덩어리와 같애. 설탕 먹는 거나 진배없어."

"왜 설탕이에요?"

큰딸이 퉁명스럽게 물었다.

"생각해 봐. 흰쌀로 엿도 생산하고, 감주도 만들잖아. 그러니 설탕이나 마찬가지인 거야. 현미잡곡밥은 약밥이야. 너희들 뚱뚱해지고 싶어?"

"아니요!"

두 딸이 합창을 했다.

"그럼 군말 말고 잡곡밥 먹어. 엄마, 아빠가 다 너희 걱정해서 이러는 거야."

아이들은 불만족했지만 나의 의도대로 끌려왔고, 점차 통곡물 잡곡밥에 적응해 나갔다.

막내아들의 발바닥에는 10원짜리 동전만한 티눈이 박혀 있었다. 두어 달 이런 식생활을 지속하자 그렇게 크던 티눈이 감쪽같이 사라졌다. 한의학 관련 자료를 찾아보니 율무의 효과였던 것 같다. 밥 지을 때 율무를 한 줌씩 넣었는데, 알고 보니 율무가 신체 사마귀와 티눈 따위를 없애는 데 명약이었던 것이다.

결국 아이들은 통곡물 잡곡밥에 잘 적응했다. 식사 때마다 밥을 맛있게 먹었고, 더 건강해졌다. 한번은 큰딸이 식사 도중 이렇게 말했다.

"인제 잡곡밥이 쌀밥보다 더 맛있어요. 학교에서 급식으로 흰쌀밥을 주는데, 모래 씹는 기분이지 뭐예요. 쌀밥 먹다 보면 뭔가 손해나는 기분이에요."

나는 빙그레 웃으며 속으로 옳거니! 하고 응수했다.

어느 날 저녁 손님을 한 사람 초대해 집에서 식사했다. 그는 검붉은 색깔의 밥을 바라보더니 놀란 눈빛으로 말했다.

"약밥이네요! 평소에 항상 이렇게 드세요?"

"예, 그런데 이건 약밥이 아니고 보통 밥이에요. 원래는 백미밥을 먹는 게 이상한 거지요."

사실 참새나 닭만 해도 백미와 현미를 함께 뿌려주면 현미부터 쪼아 먹고 백미는 나중에 먹는다. 창조주는 지상의 동물들에게 이렇게 살며 건강을 지키라고 했건만, 꾀 많은 인간이 맛나게 많이 먹으려고 신의 섭리를 저버렸다. 그 결과가 요새 비만증과 각종 성인병 등의 발생으로 나타나고 있는 것 아니겠는가.

손님은 식탁에 풍성하게 오른 갖가지 색깔의 푸성귀에도 감탄했다. 마치 무지개가 뜬 것 같고, 토끼들이 뛰노는 야생 풀밭에 들어온 것 같다고도 했다.

이렇게 나는 가족과 주위 사람들의 칭찬을 받으며 '질서의 밥상'을 차려, 그동안 식탁의 혼돈으로 인한 가족과 나의 건강 악화 문제를 해소해 나가고 있었다. '먹는 것이 우리를 만든다'더니, 과연 조화롭고 질서 있게 차린 자연건강식 밥상은 가족의 건강을 담보하는 중요한 역할을 했다.

# 약선음식과 허브요리

　나는 내친 김에 식탁을 단순한 '밥상'이 아니라 '약상(藥床)'이 되게 해봐야겠다고 마음먹었다. 만일 그 약상이 예방의약 역할을 톡톡히 한다면 '병원에 가거나 약국을 찾을 일도 그만큼 많이 줄어들지 않겠는가' 하고 생각했다. 이렇게 되면 병으로 고통받을 일도 감소하고, 경제적으로도 도움돼 일석이조의 효과가 있을 것으로 기대됐다.

　그래서 내가 관심을 가진 것이 바로 약선(藥膳)음식과 허브 (herb)요리이다.

약선음식은 약효 높은 재료를 잘 조합해 만드는 전통 건강식이다. 이를 먹으면 별도로 약을 먹지 않더라도 병을 치료하거나 건강을 증진할 수 있다. 양양학적 가치 외에 음식 재료에 깃든 약용 가치도 함께 중시하는 점이 일반 요리와 차이난다.

우리나라 사람들은 예부터 여름날 삼계탕을 즐기고, 산모가 잉어나 가물치를 푹 고아 먹는 등 나름대로 독특한 약선음식 문화를 이어왔다. 나는 여기서 더 나아가 갖가지 약초로 차린 밥상을 일상생활에 실현해보기로 했다. 나는 약초 서적을 뒤적이며 각각의 약재가 지닌 기능성에 주목했고, 이를 밥상에 응용해 나와 가족의 건강을 증진하는 데 이용하기에 이르렀다.

## 포공영밥

그 무렵 내가 가장 먼저 관심을 기울인 것은 포공영밥이다. 포공영은 말린 민들레의 한방 용어다. 도로 가장자리나 들판에 노랗게 얼굴을 내미는 민들레는 봄이 본격 도래했음을 알린다. 이 민들레를 뿌리째 뽑아 그늘에 잘 말린 다음 밥 짓는데 이용한다. 잘게 썬 표고버섯과 은행을 함께 넣어 돌솥밥으로 짓는데, 이를 먹으면 민들레의 쓴맛이 위액 분비를 촉진해 소화를 돕는다. 그러므로 각종 위장질환 치료에 좋다.

나는 한때 위장병으로 고생한 데다 아내도 위 기능이 좋지 않아 종종 이 약선음식을 만들어 먹었다. 나는 워낙 심각한 스트레스로 인한 위장장애였기에 그다지 특별한 효과를 못 느꼈지만, 실제로 아내는 어느 정도 위장병이 개선되는 결과를 얻었다.

말린 민들레꽃은 차 재료로도 으뜸이다. 찻잔에 뜨거운 물을 부은 뒤 이를 몇 개 띄우고 몇 분 기다린다. 그러면 오므라져 있던 꽃이 노랗게 펴져 운치를 더한다. 맛이 고소하면서도 쌉싸래한데, 역시 위장 기능 증진에 좋다.

### 겨우살이약밥

겨우살이는 참나무, 밤나무, 동백나무 등에 새둥지처럼 둥글게 엉켜 기생하는 식물이다. 뼈와 관절을 튼튼히 하고 혈압과 콜레스테롤 낮추는 기능이 있다. 천식 치료나 신장 기능 증진에 도움을 주며, 항암 효과가 있어 이에서 추출한 물질을 암 환자를 위한 치료약 대체 천연물질로 이용하기도 한다.

겨우살이약밥은 잘게 썬 이 약재를 밥 지을 때 함께 넣어 익히면 되는데, 밥이 다 되면 노르스름한 빛이 약간 감돌아 보기만 해도 군침이 돈다. 오래 먹으면 면역력 증강에도 도움 된다고 해서 한동안 이를 즐긴 기억이 있다.

## 복령수제비

복령은 신진대사를 활발히 해 몸과 마음이 가벼워지게 하는 약재다.

복령수제비는 밀가루에 백복령 가루를 섞어 반죽한 다음 이를 일반 수제비 빛듯 끓는 물에 뚝뚝 떼어 넣어 만들었다. 약재 시장에서 말린 백봉령을 사다 가루로 만들기도 했고 아예 가루화한 것을 구입해 사용하기도 했다.

이 음식을 먹으면 위장에 부담이 없어 좋았다. 복령의 은은한 약초 맛과 함께 구수한 미각이 느껴져 신선한 느낌을 주었다. 몸안의 염증이 제거돼 피로감이 줄어들고 그만큼 사회 활동하는 데 도움이 많이 됐다.

## 함초비빔밥

함초는 퉁퉁마디로도 불리는데, 그 이름처럼 마디마디 퉁퉁하게 불어난 특징이 있다. 솔잎처럼 녹색이지만 몸피가 솔잎보다 좀 더 두껍다. 갯벌에서 소금물을 흡수하며 자라 짠맛이 느껴지며, 약간 달착지근한 맛도 섞여 있다. 장운동을 촉진해 장내 독소와 노폐물을 배출시키는 효능이 있는 것으로 알려져 있다.

참기름으로 버무린 함초를 몇몇 다른 나물과 함께 돌솥밥 위에 얹어 익히면 함초비빔밥이 완성된다. 가을날 갈색으로 변한 함초를 압착하면 즙이 나오는데, 이는 그대로 함초 천연 간장이 된다. 이 간장과 고추장 등을 살짝 얹어 밥을 비벼내면 그 색깔과 향기만으로도 군침이 돌지 않을 수 없었다. 가족 일부가 이 함초비빔밥으로 변비 증상 개선 효과를 보기도 했다.

## 헛개해장국

헛개나무는 '술이 물이 되게 한다'는 속설이 있을 정도로 술독 푸는 데 탁월한 효능이 있는 식물이다. 주독(酒毒) 해소와 함께 음주로 손상된 간 기능 복구, 항산화 작용을 통한 신체 활력 증강, 혈당 및 혈압 강하 등의 효과를 나타낸다.

헛개나무 잎과 줄기, 열매 등을 약재 시장에서 사다가 물을 붓고 끓이면 누런 국물이 만들어진다. 여기에 속풀이에 좋은 무와 양파, 동태 등을 함께 넣고 한소끔 더 끓이면 헛개해장국이 완성된다. 이 해장국 덕분에 숙취의 괴로움을 여러 차례 덜어내고 취재 일선으로 무리 없이 복귀할 수 있었다.

이밖에도 연꽃 씨를 갈아 넣은 연자죽, 치자로 물들인 노란 밀전병, 야생잔대무침, 미꾸라지보양죽, 칡전 등을 만들어 나와 가족의 건강을 챙기는 데 십분 활용했다. 연꽃 씨는 정력제로 알려져 연자죽을 먹으면 실제로 정력이 은근히 올라오는 것을 느낄 수 있었다. 잔대는 맛이 우수할 뿐 아니라 각종 여성 질환 다스리는 데도 좋아 실제 아내에게 이런저런 도움이 많이 된 듯하다. 칡은 가루로 내어 밀가루와 섞은 다음 무나 배추와 함께 전으로 부쳤다. 여성 갱년기 증상 완화와 심혈관 건강 증진 기능이 있어 우리 부부가 즐겨 먹었다. 당시 나는 모든 질병은 음식을 고쳐야 낫는다는 생각을 확고히 가지고 있었다.

허브요리는 서양식 약초요리라 할 수 있다. 허브라는 기능성 채소를 이용해 미각을 즐겁게 하고 건강을 증진하는 데 두루 이용된다. 허브는 지구상에 수백 종이 자라는데, 우리나라에도 들어와 이제는 여기저기서 음식의 맛에 악센트를 더하는 향신채소로 각광받고 있다. 특히 쌈밥집에서 각종 쌈채소와 함께 향미 그윽한 허브를 내어주면 쌈밥이 더욱 빛나 손님 끌기에 제격이다. 이런 향신채소가 근래 이르러 재배가 확대돼 요즘은 대형마트의 농산물 매장에서도 어렵지 않게 만날 수 있다.

나는 대학원생 시절, 서양약초라 할 수 있는 허브에 대해 많은 연구를 했고 석사학위 논문도 허브와 관련해 썼다. 그래서 허브와 인연이 많다. 기자생활을 하면서도 전국의 허브 농장을 여러 곳 탐방 취재했으며, 이런 경험을 종합해 《한국의 향기문화》란 책도 펴냈다.

내가 이렇게 허브에 남달리 애정을 가졌던 이유는 그것이 풍기는 향내가 격조 높았고, 향미도 일품이었기 때문이다. 허브에서 추출한 향유는 서양인들이 그 냄새를 흡입하거나 이를 몸에 발라 각종 질병을 치료한 전통이 꽤 깊다. 다시 말하면 우리나라의 약초처럼 갖가지 기능성 식물로서의 역할을 톡톡히 해온 것이다. 나는 이처럼 허브가 지닌 기능성에 주목했고, 이를 음식에 이용함으로써 질병을 완화하거나 건강을 증진할 수 있을 것으로 생각했다.

나는 가락시장이나 대형마트 등지에서 싱싱한 허브들을 구입해 각종 기능성 음식을 만드는 데 이용했다.

## 허브돈가스

아이들이 좋아한 음식이다. 마트에서 돈가스 재료를 함께 사다가 향미 그윽한 레몬그라스와 로즈마리 잎을 잘게 썰어 고기와 함께 굽는다. 그런 다음 레몬그라스, 로즈마리, 레몬밤 등으로 만든 소스를 뿌려 먹는다. 아이들의 집중력 향상에 도움을 주어 학습 능력이 증진된 듯하다.

## 허브삼계탕

닭 한 마리에 찹쌀, 대추, 마늘, 인삼 등을 넣고 푹 고아 내는 것은 일반 삼계탕과 마찬가지지만, 여기에 애플민트란 허브 잎을 몇 장 띄운다는 점이 다르다. 애플민트는 사과 향을 풍기는 허브다. 소화불량 개선과 피로회복에 도움을 준다. 따라서 이 허브삼계탕을 만들어 먹으면 걸출한 사과향이 마음을 흐뭇하게 하고, 소화도 쑥쑥 잘돼 기분이 좋았던 일이 기억에 새롭다.

## 캐모마일차

캐모마일은 우리나라의 구절초처럼 희거나 노란 색의 꽃을 피우는데, 서양인들은 감기 예방 등에 좋다고 하여 우리의 녹차처럼 즐겨 마신다. 체내 염증 해소와 위장 기능 강화에 효능이 있다. 말린 캐모마일꽃을 주로 차로 만들어 파는데, 시중에서 쉽게 구할 수 있다. 향기가 은은해 요즘도 가끔 이 차를 즐긴다. 아내에게도 최고의 차로 여겨지고 있다.

## 로즈마리돼지갈비

로즈마리는 허브의 대명사라 할 만큼 가장 흔한 향신채소다. 솔잎과 비슷한 향내를 풍기는데, 돼지갈비를 구울 때 함께 넣으면 누린내를 완화해 갈비요리의 품격을 높여준다. 로즈마리는 눈 건강 증진, 소화 촉진, 기억력 개선 등에 효과를 나타낸다. 특히 경도인지장애나 알츠하이머 치매 환자 등 퇴행성 뇌질환 환자들의 인지 기능 향상에 도움 준다. 나 역시 경도인지장애를 겪은 터라 로즈마리를 돼지갈비 구울 때뿐 아니라 차로도 끓여 이용했다. 로즈마리는 염소나 양고기의 독특한 냄새를 잡는 데도 유용하다. 이보다 향이 더 강렬한 타라곤을 구입해 요리에 이용하기도 했다.

## 나스터튬샐러드

나스터튬은 우리의 한련화와 같은 허브로, 구덩이를 파고 한 뿌리만 심어도 잎과 꽃이 무성하게 올라오는 특성이 있다. 아파트 베란다 화분에 심어도 잎과 꽃이 많이 올라온다. 꽃은 주황, 노랑, 분홍색, 크림색 등으로 다채롭게 피어나 주위를 아름답게 한다. 이를 채취해 양배추 썬 것 위에 얹고 소스를 뿌려 내면 겨자 향 그윽한 샐러드가 완성된다. 겨자처럼 톡 쏘는 맛이 일품이다. 나스터튬 잎은 작은 연잎처럼 생겼는데, 역시 톡 쏘는 풍미가 느껴져 생선회나 고기를 쌈으로 싸 먹기 제격이다. 각종 박테리아 감염을 예방해 비강이나 기관지 계통 질환에 대처하는 데 도움 준다. 나 역시 비염, 천식 등으로 오랫동안 고생한 터라 나스터튬을 샐러드나 쌈 재료로 자주 이용했다. 직장 근처에 허브를 내어주는 쌈밥집이 있어 그곳에 종종 들러 나스터튬의 톡 쏘는 풍미를 즐기기도 했다.

이밖에도 다양한 허브들을 만나 그 기능성을 몸에 흡수하고 건강 증진 효과를 기대했다. 내가 만난 허브만 해도 그 종류가 수십 가지에 이른다. 국내의 다양한 토종 약초와 대장 생태계를 좋게 한다는 강황 등 각종 스파이스(spice)들까지 더한다면 내가 다룬 기능성식물의 숫자만 해도 100여 가지에 이를 것으로 추산된다.

나는 그렇게 많은 종류의 식물들이 내 몸안에 들어와 약성을 발휘하고, 그럼으로써 질병을 원천적으로 예방하거나 치료하는 데 큰 도움을 받을 수 있을 것으로 기대했었다.

그렇지만 웬일인지 나의 기대는 현실에서 우수한 효과로 연결되지 않았다. 물론 효과를 보아 뿌듯한 기분을 느낀 때도 있지만, 기대에 못 미치거나 뚜렷한 효과가 없어 실망한 경우들도 적지 않았던 게 사실이다. 쏟은 노력에 비해 결과는 만족스럽지 못하고 내부에서 난치병들이 여전히 목을 그러쥐는 것이 느껴질 때면 나는 괴로움에 남몰래 도리질을 쳐야 했다.

# 태세의학과 만나다

그렇게 신체 질병의 정답을 찾지 못해 방황할 무렵 내게 스승 한 분이 나타났다. 그는 불기(不器)란 아호를 가진 약초학자였다.

불기선생은 동대문구 제기동 서울약령시의 약전골목에서 자그마한 약초방을 하나 운영하고 있었다. 젊은 시절은 한의사로도 활동했으나 말년에는 대외 활동을 축소하고 그렇게 약초방에서 환자들을 상담하며 조용히 지내고 계셨다.

그의 약초방에는 난치병 환자들이 상당수 들락거렸다. 루게릭병, 근육위축병, 치매, 재생불량성빈혈, 말기암 등 현대의학으로 치료하기 힘든 고질병 환자나 그 가족들이 찾아와 병에 대해 상담하고 약을 처방받아 돌아갔다.

불기선생은 인체 질병과 이를 치료하는 방법에 대한 견해가 매우 독특했다. 물질적 수단을 기반으로 하는 타율치료 세계에서 그동안 나는 중국 장쩌민 주치의와 홍문화 박사 등 당대 내로라하는 유명인들을 두루 만나봤지만, 내 정신을 흔들어 감동을 크게 선사한 인물로 불기선생만한 사람도 없었음을 밝힌다.

그만큼 그는 매우 남다른 통찰력을 지녔고, 다른 의사들이 모르는 참신한 치료 방법들을 알고 있었던 것이다. 그런 연유로 병원에서 치료를 포기한 중증 환자들이 그렇게 많이 약초방을 찾은 것이 아닌가 여겨진다. 독자 여러분에게 상당히 도움이 될 만한 내용이라 판단돼 여기에 그의 사상과 치병 의술을 일부 정리해 소개해본다.

## 장명자(長命者)

장명자란 오래 산 것을 말한다. 수백 년을 산다는 칡과 잣나무, 잔대, 100년 이상 자란 것도 발견된다는 야생마, 구기자 등이 장명자이다. 이렇게 목숨 긴 장명자를 먹어야 내 목숨도 길어진다. 우리가 매일 식사하는 것은 남의 생명을 취해 내 생명을 기르는 것이다. 그러므로 목숨이 짧은 것, 곧 단명자(短命者)를 먹으면 내 생명도 그만큼 줄어들 수밖에 없다.

우리가 음식을 먹을 때 크게 고려해야 할 요소 중 하나가 생명력이다. 그런데도 현대 영양학과 보건의학은 영양가 위주로 판단한다. 이것이 현대 과학의 맹점이다. 이런 방식으로는 인간의 건강을 확실히 담보할 수 없다.

모든 음식과 약초에는 생명력과 기(氣)가 깃들어 있다. 눈에 보이지 않고 만질 수 없다고 해서 이를 무시하면 절대 안 된다. 장수하는 것을 먹으면 장수하게 되고, 단명하는 것을 먹으면 일찍 죽게 된다. 짧게 사는 동식물에는 그것을 빨리빨리 자라고 죽게 만드는 프로그램이 있다. 반면 장생하는 동식물에는 그와 반대의 프로그램이 들어가 있다. 장생하는 것들은 오랜 세월의 풍상을 겪어내 축적된 힘이 있다. 과학적 용어로 페놀이니, 폴리페놀이니 하는 항산화물질도 이런 과정에서 많이 생겨난다.

동남아에서 재배하는 안남미는 훅 불면 날아갈 것 같이 가볍다. 안남미는 재배 기간이 90일에 불과하다. 이처럼 속성으로 자란 쌀을 주식(主食)으로 하니 그곳 사람들의 수명이 대체로 짧다는 견해도 있다. 그와 달리 우리나라와 일본은 180일 정도 재배한 쌀로 밥을 지어 먹는다. 안남미보다 2배나 오래 자란 쌀이니 생명 연장에 도움 되는 것이 당연하다.

우리의 쌀보다 더 좋은 것이 겉보리(늘보리)다. 가을에 심어서 이듬해 여름에 베니까 재배 기간이 200일이 넘는다. 겉보리는 추운 겨울을 버텨내야 하므로 생명력이 강하다. 봄에 심어 거두는 쌀보리는 겉보리만 못하다. 현재로서는 장수에 도움 되는 곡물로 겉보리보다 우수한 것을 찾아보기 어렵다.

곡식 외에도 모든 먹을거리와 약재를 장명자로 선택하는 지혜가 필요하다. 그런 점에서 오래 묵은 도라지나 잔대는 우리 몸에 아주 좋은 식품이자 약이다. 자라나 거북 등 오래 산 것들이 우리 수명 늘리는 데 좋다. 닭도 여러 해 기른 것이 좋다. 요새처럼 한 달도 못돼 출하하는 육계는 우리의 수명 연장에 도움이 안 된다. 치킨은 단명자를 대표하는 음식이다.

무엇이든 빨리빨리 자라났다가 시들어버리는 것들은 피하는 게 좋다. 어느 것은 아침에 생겨났다가 저녁에 시들기도 한다. 이런 것들은 정녕 피해야 한다. 약초도 짧게 기른 것을 쓸 것인가, 아니면 몇 년 혹은 몇 십 년 자생한 것을 쓸 것인가 잘 판단해야 한다. 이런 기준은 도외시한 채 엉뚱한 판단 기준을 들이 대는 요즘 세태가 안타깝다. 예쁘면 기뻐하고, 맛있으면 즐거워하고, 냄새 향긋하면 좋다고 하니, 그야말로 하나만 알고 둘은 모르는 단견(短見)이다.

## 고산천수길경(高山天壽桔梗)

고산천수길경은 장명자를 대표한다. 이는 해발 1천m 넘는 고산의 수목 생장 한계선에서 자란다. 메마른 흙이나 바위틈에 뿌리박고 자라는데, 몇 년에 한 번씩 싹을 내민다. 이렇게 싹이 나와 천기(天氣)와 지기(地氣)를 받아 살다가 다시 바위틈으로 들어가 몇 년간 버틴다. 그러다가 다시 주위에 지기가 형성되면 이를 기반으로 생장하려고 밖으로 나온다. 이렇게 하여 수십 년, 혹은 수백 년을 버티는 희귀 도라지다. 경험 많은 채약꾼과 명의들 사이에 산삼을 능가하는 선약(仙藥)으로 전해져 온다.

이 도라지는 하늘의 기운 중 북두칠성의 정기를 많이 받는다. 북두칠성은 밤하늘의 별들 가운데 가장 밝고 바른 정기를 지니고 있으며, 뭇 생명들의 수명과 생명력을 주관한다. 그러므로 이를 복용하면 불로장생할 수 있으며 만병을 다스리는 데 도움 된다.

특히 이 도라지는 면역력을 높여주고, 기형이 됐거나 병든 세포를 파괴해 없애며, 새로운 세포가 생겨나 질병이 치료되도록 돕는다. 잘못된 유전자의 기능을 바로잡아 갖가지 질병을 근본적으로 고칠 수 있다. 실제로 이를 탕으로 끓여 복용한 뒤 말기 암이나 말기 당뇨병, 근무력증, 파킨슨병, 백혈병, 치매, 천식, 아토피피부염 등을 고친 사례들이 있다. 이 도라지가 내포한, 지극히 미세한 입자의 백금, 유황, 아연 같은 식물성 미네랄 성분이 뛰어난 약효를 가져다주는 것으로 보인다. 특히 뇌혈관과 뇌신경을 강화하는 데 좋은 약이 된다.

고산천수길경은 크기가 고작 어른 새끼손가락만하다. 윗부분에 뇌두가 많이 형성돼 있는데, 수십 개의 뇌두를 이고 있는 것들이 흔하다. 싹이 올라왔다가 지면 뇌두 자국으로 남으므로, 뇌두 하나마다 몇 살 나이의 증거다. 그만큼 나이를 많이 먹은 장명자란 얘기가 된다. 이렇게 장구한 세월 갖은 풍상을 버텨내며 생존했으니 약성이 뛰어난 것도 당연하다. 몸집은 작아도 사람을 살리는 천하제일 명약이다.

고산지대 수목 생장 한계선에는 키 작은 적송(赤松)들이 무리지어 바위에 납작 엎디어 있는 곳들이 있다. 수백 년 된 나무들이다. 소나무들은 우주 먼 공간의 별빛도 잘 받아들이기 위해 잎이 뾰족하게 발달했다. 그렇게 뭇별들의 정기를 많이 받아 소나무 역시 장생한다.

한밤중에 그들 소나무 밭으로 북두칠성과 뭇 별들의 빛이 프리즘의 기둥처럼 묶음으로 쏟아져 내린다. 새벽에 그곳으로 다가가 막대기로 바닥을 헤치면 고산천수길경들이 쑥쑥 고개를 내민다. 이런 도라지를 먹어야 병으로 고생하지 않는다.


### 토판(土板)천일염

바닷물 속의 천연 미네랄은 억겁의 세월동안 우주의 별빛이 무한히 보태져 생겨난 것이다. 햇빛의 입자인 광자(光子)가 해수의 정(精)과 만나 생긴 것이기도 하다. 그러므로 천일염에는 바다나 육지에 사는 동식물에게 생명의 근원이 되는 원소가 밀집해 있다. 따라서 가장 부담 없이 이용할 수 있는 최고의 식품이자 의약품이라 할 만하다.

짠맛은 소금의 근본이지만 이 맛이 적을수록 건강에 유익하다. 짠맛을 내는 것은 소금 속 염화나트륨이며, 천연 미네랄 성분은 이와 무관하다. 염화나트륨 농도, 즉 염도(鹽度)가 낮을수록 생명체에 유익한 소금이며 맛과 품질이 우수하다. 소금은 염도 70% 이하일 때 천연 미네랄과 여러 효소 성분들이 조화를 이뤄 짠맛이 약하고, 쓰지 않으며, 오히려 깊은 단맛을 준다. 입자도 굵고 거의 완전한 정육면체 모양으로 결정이 이뤄진다.

요즘 식탁의 정제염은 희고 뽀송뽀송하며 입자가 가루처럼 작아 먹기 편리하지만, 미네랄을 많이 제거하고 염화나트륨 위주로 가공해 사실은 인체에 유해한 것이다. 따라서 바닷물 속 여러 생명 원소들을 골고루 섭취해 내 생명을 지키기 위해 천일염을 선택하는 지혜가 요구된다.

토판천일염은 천일염 가운데서도 품질이 우수한 것이다. 이는 갯벌을 편평하게 다져 만든 토판(土板) 염전에서 전통적인 방법으로 생산하는 소금이다. 과거 우리나라에서는 전통적으로 갯벌을 롤러로 편평하게 다져 염전을 조성하고, 여기에 바닷물을 끌어 들여 소금으로 말렸다. 그 후 1970년대 말부터 부족한 노동력을 보충하고 생산량을 늘리기 위해 염전 바닥에 타일과 피브이시(PVC) 장판을 깔기 시작했으며 요즘은 장판이 대세를 이루고 있다. 피브이시 장판 염전에서 거둔 소금을 장판천일염이라 하는데, 시중 천일염 대부분이 이것이다. 토판천일염은 생산성이 장판천일염의 20%에 머물러 그만큼 값이 비싼 게 단점이기는 하다.

토판천일염 중에서도 음력 3~4월에 거둔 것이 품질을 최고로 친다. 햇볕이 종일 밝게 비치고, 산들바람이 불며, 한낮 온도가 섭씨 12~15도인 날씨가 계속될 때 염도 70% 이하의, 입자가 정육면체로 굵은 천일염이 생산된다. 한여름 뙤약볕 아래서는 소금이 정육면체로 결정되지 않고 깨어지거나 쉽게 으스러져 무정형의 소금이 된다. 이 소금은 염도도 80~85%에 달한다. 그러므로 가족 건강을 위해 약이라 생각하고 봄철에 거둔 토판천일염을 식탁에 올릴 필요가 있다.

### 섬근질(孅筋質)

섬근질은 채소의 섬유질과 육류의 근육질을 말한다.

우선 섬유질이 풍부한 채소를 챙겨 먹어야 한다. 섬유질은 장속에서 불순물을 흡착해 밖으로 내보내거나 변비를 해결해주는 정도의 역할에만 머무르지는 않는다. 인대, 힘줄, 근육을 튼튼히 한다. 혈관, 자궁, 위, 항문 등의 견고성도 섬유질과 관련돼 있다.

특히 섬유질을 충분히 섭취하지 않으면 혈관이 얇아져 터져버린다. 뇌출혈, 뇌경색으로 인한 반신마비가 올 수 있다. 자궁도 섬유소의 힘으로 탱탱해져야 하는데, 섬유질을 안 먹으니까 출산 시기가 아닌데도 자궁이 힘없이 열려 유산한다. 항문도 괄약근이 받쳐주는데, 섬유질 도움 없이는 힘을 못 써 탈항의 원인이 된다. 역시 섬유질 공급 부족으로 위벽이 얇아 축 처지면 위하수로 고생한다. 섬유질이 우리 건강을 받쳐주는 범위는 이처럼 넓다.

늦가을 시퍼렇게 자란 조선무는 섬유질 덩어리다. 칼륨, 칼슘과 석회질도 많아 뼈와 인대와 힘줄을 지켜주는 명약이다. 쭉쭉 뻗은 무청도 섬유질의 보고다. 무말랭이도 무의 특질이 농축된 식품이어서 뼈와 인대를 지키기에 좋으며, 치아와 잇몸 건강에도 유익하다.

말린 가지와 연근도 섬유질 보고다. 양배추와 브로콜리도 데쳐 두툼한 부분을 즐겨 먹으면 좋다. 잡곡밥, 그 중에서도 율무와 겉보리를 넣은 잡곡밥이 섬유질 섭취에 아주 좋은 밥이다. 열무김치를 가까이하는 것도 섬유질을 보충하는 좋은 방법이다.

피할 것들은 입안에서 부드럽게 녹아 없어지는 것들이다. 요즘 사람들은 영양가와 맛에 경도돼 뼈나 인대, 힘줄을 튼튼히 해주는 식품 섭취를 소홀히 한다. 죽과 바나나가 미용식으로 인기이고 빵과 떡, 국수 등 가루로 만든 것들을 좋아한다.

인체에 필요한 영양가들을 지닌 식품이긴 해도 섬유질이 거의 없거나, 있어도 가루화 하는 과정에서 박살난 것들은, 내 몸에 들어가 뼈와 인대와 힘줄을 보호하는 역할을 제대로 수행하지 못한다. 근육도 무력화해, 심하면 근무력증도 초래한다. 근무력증의 원인을 잘못된 식생활에서 찾지 않고 병원 약으로만 고치려 하는 것은 헛다리짚는 꼴이다.

채소의 섬유질에 해당하는 것이 가축의 근육질이다. 육류도 보들보들한 부위만 먹지 말고 질긴 근육이나 인대, 힘줄, 도가니 같은 부위를 일부러 찾아 섭취하는 것이 좋다.


## 구자탕(九子湯)과 구자반(九子飯)

씨 없는 과일들이 많다. 소비자들이 먹을 때 편리하도록 개량한 것들이라는데, 자연의 정상적 운행에 역행하는 처사다. 단감과 거봉포도에 씨 없는 것들이 많다. 건포도는 죄다 씨가 없다.

수박에도 과거에는 많았으나 요즘 대폭 줄었다. 제주감귤과 한라봉에도, 수입 오렌지와 바나나에서도 씨앗을 발견할 수 없다. 그렇게 씨앗 없는 것들을 즐겨 먹으면 내 '씨앗'이 사라질 수 있다.

수박, 포도, 단감은 씨앗이 없거나 적더라도 과육은 충분하다. 그러나 씨앗 없는 과육과 씨앗 있는 과육은 영양가가 같을지 몰라도 그 과일에 포함된 에너지마저 같지는 않다. 아무래도 씨앗 제대로 박힌 과일이 유기농 달걀처럼 정상적인 에너지와 기를 지닌 것으로 봐야 한다.

씨앗은 모든 채소, 과일, 나물, 수목의 생명력의 바탕이다. 식물의 씨앗에 해당하는 것이 사람의 정자와 난자다. 사람의 씨앗인 정자, 난자는 콩팥이 그 강약을 주관한다.

동기감응(同氣感應)이란 말처럼 같은 기를 지닌 것은 서로 잘 호응한다. 그러니까 식물의 종실이나, 튼튼한 종실 지닌 과일을 먹으면 그 힘과 생명력 덕분에 내 씨앗, 즉 콩팥이 튼튼해진다. 남성은 콩팥 기능이 약하면 정자를 충분히 만들지 못한다. 심하면 무정자증이 되거나 정자가 죽은 사정자증이 되며, 정자를 만들어도 기형이 되거나 허약해 자식을 얻기 힘들다. 여성은 콩팥이 약하면 아랫배가 차가워지고, 각종 여성 질환이 생기며, 임신이 어려워진다. 남녀 모두 콩팥이 약하면 요통이 따르며, 수명도 단축된다.

그런 이들에게 구자탕(九子湯)이 좋은 처방이다. 이는 구기자, 사상자, 토사자, 오미자, 복분자, 상심자 등 씨앗이 많고 튼실한 종실 아홉 가지를 달여 만든 탕약이다. 구자탕은 콩팥 기능을 튼튼히 해 자식 귀한 집안에서 자식을 잘 두게 돕고, 건강과 활력을 되찾게 한다.

그 원리는 이렇다. 인간의 몸에는 시상하부, 뇌하수체 등 생식 기능을 담당하는 기본 축이 있다. 이들이 제대로 기능하지 못하면 호르몬 분비에 이상이 초래된다. 이때 종실류 한약을 먹으면 호르몬의 분비와 흐름이 정상화되고 정자, 난자의 질 및 활동성도 향상된다. 여기에 혈액순환도 돕는 한약을 추가하면 자궁내막이 두꺼워져 착상이 잘되고 임신 확률도 높아진다. 건강이 전반적으로 개선돼 생식계통과 면역기능이 강화됨으로써 불임 문제가 근본적으로 해결될 수 있다.

튼실한 천연 열매로 구자반(九子飯)을 만들어 먹어도 좋다. 대추, 밤, 호두, 피스타치오, 블루베리, 오디, 자두, 아몬드, 호박

씨 등과 함께 밥을 짓는다. 이를 즐겨 먹으면 역시 콩팥 기능이 강화돼 건강이 증진되며, 자식을 많이 두고 장수할 수 있다.

만대(萬代) 유전하는 생명체의 번식 능력을 박탈당한, 괴상한 것들을 먹어선 안 된다.

## 산이냐 알칼리냐

아기가 건강한 주된 이유는 체액이 약알칼리성이기 때문이다. 인간의 몸은 나이 들어 점차 산성화하며 늙고 병든다. 노인의 신체는 산성으로 많이 기울어 있다. 체내 산성 체질은 염증을 많이 만들고, 이 염증이 경색증이나 섬유화를 초래하며, 나중엔 강직이나 석회화, 골화(骨化) 증상 등을 유발한다. 이렇게 되면 삭신이 쑤시고 전신에 통증이 감돌아 밤마다 신음하며 점점 더 죽음의 문턱을 향해 가속 페달을 밟게 된다.

이런 상황을 조금이라도 타개하려면 산성화한 체질을 조금씩 알칼리성 체질로 돌아가도록 정성을 다해야 한다. 비유하자면 낡은 자동차의 녹을 닦아 반들반들하게 하고, 윤활유를 공급해 차가 미끈하게 나가도록 해주는 것과 같다. 일상적으로 알칼리성 음식을 충분히 섭취함으로써 이를 가능케 할 수 있다.

신맛 넘치는 채소, 과일이나 잘 발효된 음식들이 알칼리성이
다. 상온에서 잘 발효된 각종 김치와 신맛 강한 매실, 홍옥 사
과, 탱자, 유자, 살구, 천도복숭아 등도 권할 만하다. 자연산 산나
물, 들나물과 제철에 거둔 신선 채소들도 체질을 약알칼리화 하
는 데 도움 된다. 육류는 산성이 강하므로 나이 들수록 섭취량
을 제한하는 것이 좋다. 대신 채소, 잡곡, 과일, 견과류 등을 다
양하게 먹어, 육류 섭취 감소로 인한 영양소 부족을 막으면 된
다.

## 설탕은 사탄이다

음식이 너무 달다. 흰쌀밥은 당이 너무 많다는 점에서 경계해
야 한다. 양념장, 고추장, 간장도 달다. 설탕을 넣기 때문이다. 갈
비탕에도 설탕을 듬뿍 넣어 고기가 뼈와 흐물흐물 분리되고, 불
고기도 설탕에 재워 단맛이 감돈다. 설탕을 멀리하면 불고기집,
갈비탕집이 망한다. 배추김치도 양념에 설탕을 섞어 맛이 달착
지근하다. 요즘 공장김치와 중국산 수입김치가 많이 유통돼 설
탕 가미하지 않은 배추김치를 식당에서 만나기 어렵다.

아침밥을 대신해 빵이나 떡을 먹는데, 이것들도 식빵 정도를

제외하고는 달지 않은 게 거의 없다. 그래도 떡은 전통 식품이어서 덜할 것 같지만 결코 그렇지 않다. 떡집에 들러 살펴보면 달지 않은 떡은 하나도 없다. 달지 않으면 떡과 빵도 안 팔린다.

아이들이 늘 입에 물고 다니는 음료수들도 모두 단맛이 독하게 느껴지는 것들이다. 생일날이면 자르는 케이크, 좋은 일 있을 때 꼭 등장하는 아이스크림, 주위에 늘 굴러다니는 과자들…. 그나마 과일은 신선식품이어서 괜찮을 것 같지만, 요즘 과일은 그렇지도 않다. 과학자들이 하도 당도 위주로 개량을 해서 거의 설탕과 다름없다. 멜론은 그야말로 설탕 덩어리이다. 발그레하게 포동포동한 딸기, 사과, 배, 포도, 복숭아, 감귤, 곶감 등 어느 것 하나 설탕을 연상시키지 않는 과일이 없다. 새콤한 과일은 소비자들이 외면한다는 이유로 농장에서, 시장에서 자취를 감췄다.

본래 자연은 인간에게 다양한 맛을 선사한다. 신맛, 쓴맛, 단맛, 매운맛, 짠맛, 고소한맛, 떫은맛 등이 그것이다. 이중에서 사람의 입이 좋아하는 단맛과 고소한 맛은 식탁 위에 풍성해졌고 입이 기피하는 쓴맛, 신맛은 거의 사라졌다.

쓴맛은 우리 건강을 위해 매우 중요하다. 예부터 고미입심(苦味入心)이라 해 '쓴맛은 심장으로 들어간다'고 했다. 쓴 음식을 먹어야 심장이 튼튼해져 심장혈관계통의 질환이 예방된다. 신맛은 간과 쓸개의 건강을 지켜주며, 우리 몸을 알칼리화해 젊음을 돌려주는 일등공신이다. 산열매나 나물, 잡곡들이 전해주는 떫은맛도 현대인의 곁을 떠난 지 오래다. 이 모든 게 선악과나 다름없는 '단맛' 때문이다.

설탕은 분자가 매우 크고 단단해 모세혈관 속을 지나며 혈관을 칼질하듯 저며 놓는다. 그래서 단 음식을 많이 먹으면 혈관이 쉽게 망가지고, 염증이 많이 돈다. 이런 생활이 지속되면 모세혈관이 많이 뭉쳐 있는 콩팥이 쉽게 손상되고 사구체신염, 신우신염 등의 원인이 된다. 안구도 모세혈관들이 많이 둘러싸고 있어 여러 가지 눈 질환이 야기된다. 또 심장 혈관 손상으로 심근경색증, 협심증 등을 일으킬 수 있다. 온몸의 혈관이 손상되고 염증이 증가하면 근육이 미란(糜爛) 상태가 돼 진물로 범벅되며 뭉개진다.

설탕은 사탕이다. 그리고 사탕은 곧 사탄이다.


나는 불기선생의 약초방을 들락거리며 약초와 건강에 관한 그의 탁월한 안목에 감탄했다. 그가 만들어 환자들에게 건네주는 고산천수길경탕, 팔진단, 봉래약쑥탕 등 귀한 처방약의 제조 비방을 어깨너머로 배웠고, 이들을 집에 가져와 오랫동안 먹으며 난치병에 계속 시달리는 육체를 위무하기도 했다. 지금 돌이켜보면 그 당시 불기선생으로부터 받은 감동은 의약과 관련해 내 생애 최고 수준이었던 것 같다. 약을 이용하는 타율치료의 세계에서 이는 의약비방의 정점에 해당하지 않을까 나름대로 생각해보기도 한다.

환자와 제자들은 불기선생의 이런 의학을 '태세의학(太世醫學)'이라 불렀다. 세상을 크게 이롭게 하는 의학이란 뜻이다. 난치병이나 만성질환을 앓고 있는 많은 사람들이 줄곧 그의 약초방을 찾아들었고, 심지어 미국이나 파키스탄 등지의 고위층 인사들도 특별히 그의 약을 찾는 상황이었으니 태세의학이 세계로 뻗어갈 가능성도 배제할 수 없을 것 같았다.

하지만 그런 가운데에도 내게는 남는 의문점이 있었다. 그렇게 뛰어난 처방약을 먹는데도 왜 난치병은 계속해서 발생하는 것인가. 중년의 인생인 이 시점에 벌써 이 지경이니 나중에 노년기에 접어 들면 상황이 더 악화되지 않겠는가. 모든 인간이 피할 수 없는 성주괴공(成住壞空)의 4단계에서 노년은 괴(壞), 곧 유기체가 본격적으로 무너지는 시기에 해당한다. 오장육부를 매우 건강하게 받아 태어난 사람도 육신이 내려앉는 것을 피할 수 없는데, 나처럼 육체가 근본적으로 약골인 인간은 그 퇴행성 변화가 얼마나 더 심할 것인가.

나는 생각할수록 아찔한 느낌을 지울 수 없었다. 어차피 인간은 누구나 죽어 육체가 공(空)으로 돌아가게 마련이지만, 죽더라도 그 과정에서 고통 받고 신음하는 일만은 최소화하는 것이 필요하다. 그런 숙제를 원천적으로 풀어보려고 갖가지 치료방법을 연구하고, 이제 와서는 불기선생의 걸출한 처방까지 누리게 됐는데, 아직도 정답이 확실히 안 보이니 나는 다소 허전한 기분을 항상 가슴 복판에 담고 살아야 했다.

그렇게 방황을 거듭하고 있을 무렵 질병 치료에 마침표를 찍을 수 있는 획기적인 계기가 새로 마련됐다. 밖에서 처방약이나 주사 등으로 병을 고치는 타율치료가 아닌, 내 안에서 혁명을 일으켜 치료하는 자율치료의 세계에 발을 들여놓게 된 것이다.

그 무렵 불기선생이 갑자기 타계했다. 급성 심근경색증으로 인한 심장 파열이 사인이었다. 불기선생은 빚이 많았다. 주위 질 나쁜 인간들에게 몇 차례 크게 사기를 당해, 약초방과 당신이 약재를 소중히 보관하고 있던 창고 몇 개가 경매로 넘어갈 처지였다. 빚쟁이들이 매일같이 찾아와 스트레스를 견디기 어려운 인생이 몇 년째 이어졌다. 그러다가 그런 스트레스가 심장 쪽에서 폭탄처럼 폭발한 모양이었다.

그런 일이 있은 후 약초방은 다른 사람 손에 넘어갔고, 환자들은 흩어졌으며, 태세의학도 자취가 희미해졌다. 나는 그 무렵 질병 치료의 관점을 타율치료에서 자율치료 쪽으로 방향 전환하고 있던 참이었으므로 내 뇌리에서도 불기선생과의 일들이 추억으로만 남아 기억의 갈피에 끼워지고 있었다. 나는 여러 가지 질병으로 신음하면서 타율적 방법과 자율적 방법을 혼용해 이를 타개해 나갔다.

중년기 내 인생을 질기도록 거쳐 간 각종 난치병들의 흔적은 다음과 같다. 그런 질병의 도전과 할큄을 뿌리치고 신체를 늪에서 건져낸 나의 간난신고의 궤적을, 독자 여러분은 한 편 한편의 질병 꼭지에서 실감나게 확인할 수 있을 것이다.

# 9

## 페니스 애로 해결한 쓴맛과 생강 물
# 베체트병

어느 날 몸에서 새로운 이상 신호가 감지됐다. 이번에는 남성의 중요 부위, 페니스에서였다.

귀두를 감쌌다 벗겼다 하는 부위의 연한 피부가 면도날로 그은 것처럼 가로 방향으로 갈라지곤 했다. 상처 부위에서는 진물이 나왔고, 피부가 따끔거렸다. 그러다가 상처가 커져 다소 넓은 궤양 형태로 뭉개지기도 했다. 이 증상은 몇 달간 악화와 완화를 반복하며 나를 괴롭혔다.

동네 비뇨기과 전문의에게 진찰을 받았다. 의사는 접촉성피부염이라고 했다. 나는 어이가 없었다. 누구와도 접촉한 사실이 없는데 접촉성피부염이라니? 아내와도 성관계를 안 한 지 몇 년째였다. 폐경 이후 여성호르몬 분비량이 급격히 줄면서 아내는 섹스를 원치 않았고, 그렇게 우리는 섹스리스 부부로 한 세월을 지내왔다. 그런데 뚱딴지같이 이 무슨 이상한 진단인가.

그렇다고 해서 비전문가인 내가 전문가에게 이의를 제기할 수도 없는 노릇이었다. 나는 의사의 처방전을 들고 나와 약국에서 조제약을 구입해 돌아오며 쓴웃음을 지어야 했다.

약은 일단 효과가 있었다. 며칠 복용하자 상처 부위가 아물고 진물도 더 이상 나오지 않았다. 무엇보다 따끔거리는 증상이 사라져 좋았다. 그런데 약을 다 복용하고 몇 주가 지나자 증상이 재발했다. 의사는 다시 같은 약을 처방을 해주었다. 나는 또다시 열심히 먹었고 병이 치료됐지만, 몇 주 후 다시 도로 아미타불이 됐다. 이렇게 치료와 재발의 힘겨운 싸움이 몇 달간 지속됐다. 종내에는 의사가 이렇게 말했다.

"이젠 더 이상 치료 방법이 없어요. 그냥 그렇게 사시는 수밖에 없습니다."

나는 허탈감을 삼키며 병원 문을 나서야 했다.

다시 종합병원을 찾아가 다른 전문의와 상담했다. 그동안의 치료 과정을 설명하자 의사는 대뜸 이렇게 말했다.

"그거 베체트병입니다. 자가면역질환이고 현재로서는 치료 방법이 없어요. 성관계를 하지 않고 지내셔야 해요."

"어차피 성생활은 안 한 지 오래돼 괜찮은데, 걸어 다닐 때 따끔거려서요."

"하여간 어쩔 수 없어요. 평생을 그렇게 지내셔야 합니다."

나는 집으로 돌아와 베체트병에 대해 연구하기 시작했다. 의사들도 포기했으니 스스로 해결책을 찾아 나서는 수밖에 없었다. 의학사전을 뒤적이니 베체트병에 대해 자세한 설명이 나와 있었다. 이 병은 만성 염증성 질환이다. 구강과 성기 등에 만성적으로 궤양이 나타나고, 눈과 피부 등에서도 다양한 증상이 발현된다. 유전적 소인 있는 사람의 임파구 및 백혈구에 기능 이상이 초래돼 유발되는 것으로 추정되고 있다.

돌이켜보니 나는 구강에는 문제가 없었지만 주로 성기에 궤양이 나타났고, 종아리와 팔, 등판, 뒤통수 등에도 궤양과 진물 증세가 반복된 것이 생각났다. 눈에도 포도막염 비슷한 염증이 반복돼 통증과 눈부심, 눈물 등이 생겨났고 붉게 충혈되곤 했다. 이런 증상들을 스스로 없앨 생각을 하니 막막했다.

그렇지만 신체 수리공은 살기 위해 도전을 멈출 수 없었다. 나는 신체의 염증에 주목했다. 나는 선천적으로 전신에 염증이 잘 감도는 체질이다. 이같은 만성 염증은 타고난 체질과 관련 있을 것으로 추측됐다.

내 몸은 한의학적으로 볼 때 목화토금수(木火土金水) 오행(伍行) 가운데 토(土)의 기운이 매우 강하다. 토는 단맛과 관련 있다. 선천적으로 달고 고소한 음식을 좋아해 몸안에 이들 에너지가 과잉으로 감돈다. 이렇게 되면 혈액이 끈적끈적해져 체내에 염증과 노폐물이 쌓이기 쉽다.

이와 반대로 나는 목(木)과 화(火)의 기운이 아주 약하다. 목은 신맛, 화는 쓴맛 및 열기 등과 관련 있다. 신맛과 쓴맛은 몸에 들어가 혈액을 맑게 하고 염증 수치를 낮추는 역할을 한다. 나는 이 점에 착안해 식생활을 크게 바꾸었다.

즉, 밥상에 쓴맛 나는 채소와 산나물, 신맛 감도는 과일 등을 자주 올렸고, 계절이 선사한 신선 농산물을 즐겨 먹었다. 이런 식사법의 중요성을 익히 알고 있었고 일부 실천했지만, 베체트병 확인을 계기로 더 적극적으로 실천하게 됐다. 또 설탕이 가미된 음식이나 가공식품을 되도록 피했다. 그리고 야크, 야생 소, 흑염소 등의 쓸개를 구해 가끔 복용했다. 이들 쓸개는 곶감처럼 말랑말랑하게 말린 것을 콩알만 하게 잘라

침에 녹여 삼키곤 했는데, 쓴맛이 강해 토 기운 넘치는 체질을 중화하는 데 많은 도움이 됐다.

이와 더불어 생강 물도 마셨다. 생강은 혈액순환을 도와 몸을 따뜻하게 하는 데 도움을 준다. 특히 만성염증 완화에 탁월한 효과를 보이는 약재로 의학계에 알려져 있다. 나는 어른 주먹만한 생강을 사다 펄펄 끓였다. 그렇게 만든 생강 물을 생수 대신 수시로 마셨다.

이런 식생활을 몇 달간 실천하자 신체가 매우 반가워하는 것을 느낄 수 있었다. 성기 외음부 종양을 비롯해 종아리, 등판 등의 진물이 상당히 잦아드는 성과를 거둘 수 있었다. 눈의 간질거림 증상도 완화됐다.

그렇지만 베체트병 증상이 완전히 뿌리 뽑히지는 않는 것이 문제였다.

그 무렵 나는 이러한 난치병에는 물질적, 생체의학적 방법 외에 심신의학적 접근방법이 효과적일 수 있겠다는 판단이 들어 이를 신체에 적용하기 시작했다.

나는 진동요법(제4장에서 설명)을 하복부와 사타구니에 집중적으로 적용했다. 페니스의 베체트병이 정력 약화와 관련 있을 수 있겠다는 생각 때문이었다. 하복부와 골반, 항문, 서혜부 등으로 묵직한 느낌이 감돌며 정력이 올라오는 듯했다. 이런 진동요법을 며칠 동안 반복하자 아닌 게 아니라 발기력이 향상되면서 신체 저변에서 힘이 분출됐고, 페니스의 갈라짐과 진물 증상이 더욱 잦아드는 것을 확인할 수 있었다.

나는 하복부와 사타구니의 부분진동에 머물지 않고 온 몸에 전신진동을 걸었다. 어차피 베체트병은 만성 염증성 전신질환이므로 전신진동으로 승부를 봐야 한다는 판단이 들었다. 척추를 중심으로 깊이 파고들어 양쪽 가슴과 복부, 사지 등으로 진동의 물결이 밀밀히 퍼지게 했다. 그 과정에서 곳곳에 도사려 있는 통증과 염증성 물질을 밀어내고 신체가 활력을 되찾을 수 있게 했다.

나는 그렇게 전신진동 적용을 생활화하는 기간 동안 염증의 깊은 발원지를 찾아낼 수 있었다. 그곳은 오른쪽 폐와 오른쪽 어깻죽지가 연결되는 지점이다. 깊은 명상을 통해 '마음의 눈'으로 전신을 샅샅이 스캔하면 이같은 문제 지점을 어렴풋이 찾아낼 수 있다. 이곳은 나를 괴롭히는 질병 유전자가 종종 스위치를 켜는 장소다.

나는 양친이 폐암으로 작고했다. 그런 기질을 물려받은 탓인지 어렸을 적부터 오른쪽 폐 기능이 부실했다. 자식 둘도 나를 닮아 오른쪽 폐가 건강하지 못하며, 자주 가래침을 뱉는다. 제5장에서 서술하겠지만 오랫동안 내 육신을 괴롭힌 폐결절, 견갑골이상운동증, 석회화건염 등의 증상도 모두 이 지점의 생체 오류와 관련 있다.

　그렇게 뿌리 깊은 지점에서 올라오는 악성 염증이 악마성을 드러내 전신으로 확산되는 것으로 추측됐다. 그러므로 나는 전신진동 과정에서 폐와 어깻죽지 연결 지점을 온갖 정성을 다해 위무했다. 며칠 동안 이렇게 한 결과 그곳에 끈적끈적하게 농축돼 있던 염증 덩어리가 짙은 가래 형태로 배출되기 시작했다. 가래를 거의 매일같이 뽑아내는 행위를 몇 달간 반복했다. 가래의 양에 비례해 전신의 염증이 줄어들었고, 동시에 성기 등의 피부 병변이 거의 자취를 감추게 되었다.

　이렇게 해서 신체수리공은 마침내 베체트병을 거의 정복하기에 이르렀다. 그러나 아직 100% 정복한 것은 아니다. 선천적으로 물려받은 질병 유전자가 아직 잠복해 있기 때문이다. 나는 진동요법으로 이 유전자의 활동을 억누르는 데 성공한 것이다. 하지만 이렇게 유전자를 컨트롤하는 생활을 계속하는 것만으로도 정상인에 버금가는 생활을 할 수 있게 돼 만족감을 느낀다.

베체트병은 몸안에 미친 개 한 마리가 들어앉은 것과 같다. 그 개가 피부 여기저기를 물어뜯어 상처 내는 꼴이다. 그 개는 눈에 안 보여 몽둥이로 때려 내쫓을 수도 없다. 위와 같이 마음으로 지혜롭게 달래 기세를 약화시킨 다음 살살 내보내야 한다.

서양의학은 아직 베체트병에 대한 치료법을 정확히 확립하지 못했다. 다만 스테로이드와 여러 가지 면역억제제 등을 이용해 대응하지만, 대부분의 환자들이 증상의 악화와 완화를 반복하며 방황한다. 필자의 이같은 치료 사례가 의학계에서 적극적으로 검토되길 희망한다.

# 10
## 금전초가 안겨 준 행운
# 요로결석

흔히 신체의 3대 통증을 초래하는 것으로 대상포진, 출산과 함께 요로결석을 든다. 그만큼 요로결석은 환자 상태에 따라 다르긴 하지만, 격심한 고통으로 몸을 뒤집어놓는 경향이 있다.

나는 15년 전쯤 요로결석의 통증으로 혼비백산한 적 있다. 며칠 전부터 왼쪽 허리가 무지근하게 불편하더니 점점 아픈 증세가 심해졌다. 통증은 옆구리부터 시작해 아랫배와 고환으로까지 뻗쳤고, 복부 팽만감과 구역질도 초래됐다. 나는 통증이 너무 심해 방바닥에서 떼굴떼굴 굴렀으며, 얼굴색이 백짓장처럼 노래졌다.

그렇게 느닷없이 나타난 통증은 수십 분간 지속되다가 저절로 사라졌다. 그렇지만 몇 시간 후 또다시 나타나는 등 며칠간 반복적으로 나를 괴롭혔다.

일반적으로 사람들은 신체가 이 정도로 아프면 병원 응급실로 직행한다. 그러나 나는 평생을 살면서 하도 많은 난치병들로 고생한지라, 통증을 참아내는 데도 이골이 나 있었다.

나는 당혹감을 추스르며 문제의 원인을 찾아 나섰다. 잘 알고 지내는 내과 의사에게 전화를 거니, 상황 설명이 채 끝나기도 전에 요로결석일 가능성이 크다는 답변이 돌아왔다. 이 질병을 자세히 알아보기 위해 인터넷으로 백과사전을 검색했다. 거기에 요로결석에 대해 원인, 증상, 대처법 등이 자세히 설명돼 있었다.

요로결석은 유전적 소인이 있다는 것이 정설이다. 일상생활에서 수분 섭취가 감소하면 요석 결정이 소변에 머무는 시간이 길어져 요석 형성이 증가하고, 이것이 요로결석 발생 원인이 된다. 동물성 단백질 섭취 증가도 오줌 속에 칼슘, 수산, 요산 등의 생성을 늘려 요로결석 위험을 높인다. 그러나 뭐니 뭐니 해도 콩팥 기능 약화가 요로 약화를 초래하고, 이것이 결국 요석 형성을 촉진하는 빌미가 된다.

콩팥은 선천지기(先天之氣), 곧 조상으로부터 물려받은 스태미나의 본산이다. 선천적이든 후천적이든 이 기능이 약하면 정력이 감퇴하고, 정자와 난자 기능이 떨어지며, 콩팥의 하부 또는 관련 기관인 방광, 요도, 전립선, 고환 등도 약해지거나 질병을 얻기 쉽다. 결국 콩팥 기능을 증진해야 요로결석 가능성을 낮출 수 있다는 결론에 도달하게 된다.

그러나 당장은 요로에 걸려 극심한 통증을 반복적으로 유발하는 결석을 제거하는 일이 시급했다. 병원에서는 요로결석 환자를 대상으로 결석이 작을 경우 진통제를 복용시키고 대기하게 한다. 이렇게 하면 운 좋게 결석이 요로를 따라 내려와 소변과 함께 배출될 수 있다.

이 방법이 불가능할 경우 결석을 녹이기 위해 용해제를 입을 통해, 또는 신장 내로 투여하기도 하고, 체외충격파쇄석술을 시행하기도 한다. 체외충격파쇄석술은 환자의 신체를 잘 고정해놓고 밖에서 몸안으로 충격파를 발사해 결석을 잘게 부순 뒤 자연 배출되게 하는 치료법이다. 이런저런 방법이 다 통하지 않을 경우 요관이나 피부로 낸 구멍을 통해 내시경을 집어넣고 결석을 부수거나 제거하는 방법을 선택한다.

내가 근무하는 회사의 전임 사장 한 사람이 요로결석으로 고생을 많이 했다. 결석이 커서 체외충격파쇄석술을 여러 차레 시행했다. 병원에서 시술 받고 돌아올 때마다 그는 체력이 부대끼는지 시름시름 앓았고, 체중이 마른 명태처럼 격감했다. 그는 2년째 요로결석과 사투를 벌였으나 결국 질병의 공격을 이겨내지 못하고 저세상으로 떠났다.

가까운 사람이 당한 그런 불행도 지켜본 터라 나는 머릿속이 심하게 어수선했다.

나는 이번에는 약초 전문가인 지인에게 연락해 도움을 청했다. 그는 국내에서 상당히 권위와 능력을 인정받는 약초학자다. 그는 내 호소를 듣자마자 대뜸 '금전초' 얘기를 꺼냈다.

"금전초가 요로결석 치료에 효과 좋아요. 푹 끓여서 수시로 마시면 결석이 잘 빠져 나옵니다. 요로결석만이 아니라 담석이나 신장결석 등 몸안에 생긴 다른 돌을 빼내는 데도 명약이에요."

그의 말을 듣고 한방 문헌을 찾아보니, 아닌 게 아니라 금전초가 결석 치료의 주요 약재로 소개돼 있었다. 잎사귀가 동전처럼 동그랗다 하여 예부터 금전초(金錢草)라 불렸다고 한다. 이 식물과 관련한 설화도 전해진다. 옛날 어느 산골에 남편이 담석증으로 일찍 죽은 부인이 있었다. 부인은 생전 남편과의 정을 잊지 못해 그의 몸에서 나온 돌(담석)을 주머니에 담아 허리에 차고 다녔다. 어느 날 땔감으로 쓰려고 산에서 나무와 풀을 베어 양팔로 허리춤에 잡고 어렵게 집에 돌아왔다. 그런데 그 과정에서 풀과 닿아 있던 담석이 녹아 크기가 반으로 줄어 있었다. 인근의 한 의원이 이 얘기를 듣고 담석을 녹인 풀을 찾아냈고, 그 후 이 식물로 환자들의 담석증을 치료해 효과를 봤다. 그 후로 이 처방이 널리 알려져 이 풀이 금전초란 이름을 얻게 됐으며, 오늘날까지 담석 등 몸 안의 결석을 치료하는 약재로 자리잡게 됐다고 한다.

나는 약초학자의 조언대로 서울약령시를 찾아 금전초를 비닐봉지 한 가득 구입했고, 이를 탕으로 끓여 부지런히 마셨다. 그리고는 많은 양의 소변을 배출했다. 이틀 정도 그렇게 했던 것 같다. 화장실에서 다시 소변을 보는데, 변기에 무언가 작은 물체가 떨어졌다. 나무젓가락으로 건져 내 자세히 관찰하니 매우 작고 옹골찬 돌멩이였다. 손가락으로 잡아 보니 돌멩이의 견고성을 넘어 마치 강철처럼 단단했다. 아, 요놈이었구나, 며칠간 나를 뒤집어놓은 놈의 실체가!

나는 그렇게 하여 가까스로 요로결석의 속박과 공포로부터 벗어날 수 있었다.

　요로결석을 치료할 수 있는 한방이나 민간요법은 이외에도 몇 가지 더 있다. 우선 요로결석 환자는 물을 많이 마셔야 한다. 그렇게 하는 동안 요로에 걸려 있던 결석이 자연스럽게 빠져 나올 수 있다. 맥주를 많이 마시는 것도 맥주가 소변 배출을 도우므로 치료에 도움을 줄 수 있다. 수박도 치료제가 된다. 수박은 뿌리로부터 줄기를 따라 먼 지점에 매달린 열매에 수분과 자양분이 전해진다. 그렇게 멀리 수분과 양분을 보내는 힘이 있으므로 수박을 먹으면 결석을 밀어내는 힘도 그만큼 커진다고 한다. 마지막으로 등산이나 아파트 계단을 오르는 운동이 권장된다. 이는 몸에 중력이 강하게 작용하는 운동이므로 그만큼 결석을 아래로 밀어내는 데 도움 되는 것으로 알려져 있다.

　나는 결석이 크지 않았던 데다 복용한 금전초가 약효를 발휘해 운 좋게 질병의 고통으로부터 벗어날 수 있었지만, 독자 여러분에게 내 방법을 무조건 권하고 싶지는 않다. 자칫 잘못하다가는 생명이 위태로워질 수 있으므로 병원 치료에도 성실히 임할 것을 권하고자 한다.

요로결석은 한번 발병해 치료해도 10년 안에 재발할 확률이 50%에 달한다는 통계가 있다. 그러므로 재발을 막기 위한 노력이 꾸준히 뒤따라야 한다. 나는 처음에는 집에서 증상이 나타나 그런대로 대처할 수 있었지만, 중요한 일에 몰두해 있거나 해외 출장 중 다시 발생하면 낭패가 될 수 있는 일이었다. 그때는 목숨이 날아가는 것도 배제할 수 없어 근심 걱정이 늘 머릿속을 맴돌았다.

그러던 차에 배운 진동요법이 내게 구세주가 됐다. 진동요법은 요로결석 예방뿐 아니라 이어서 소개할 사구체신염과 전립샘비대증(제5장) 등의 치료와 예방에도 많은 도움이 됐다. 요로결석 재발을 어떻게 막을 수 있었는지에 대해서는 사구체신염과 전립샘비대증 등에 대처한 이야기를 쓰면서 함께 설명하고자 한다. 왜냐하면 이들이 모두 신장의 기능 저하와 일정 부분 상관관계를 맺고 있기 때문이다.

## 콜라 빛 소변을 보다
## 사구체신염

　직장에서 퇴직한 이듬해, 나는 해외 투자와 여행을 겸해 닷새 일정으로 미얀마 양곤을 찾았다. 양곤은 5백여만 명의 인구가 사는 고도(古都)다.

　미얀마 군사정권이 양곤에서 차로 몇 시간 떨어진 곳에 새로운 도시, 네피도를 건설하고 그곳으로 수도를 이전하는 바람에 지금은 양곤이 수도가 아니다. 하지만 오랜 세월 수도 역할을 해와 아직도 큰 빌딩들이 가득하고 전통미 넘치는 불교사원들이 눈길을 끈다.

　건물들을 고목과 작은 숲들이 적절히 에워싸고 있어 편안한 느낌을 준다. 군사정권만 아니라면 민주주의가 상당히 성숙했을 이 나라가 쿠데타와 내전 등으로 혼란스런 상태인 것을 보면 안타깝다는 생각을 금할 수 없다.

　양곤행 비행기를 타기 전날 밤, 내 몸에서도 쿠데타가 일어났다. 화장실에서 소변을 보는데, 변기 속으로 콜라 색깔의 검붉은 소변이 쏟아지는 게 아닌가. 나는 그렇게 괴이한 빛깔의 소변이 변기에 가득 찬 것을 내려다보며 기겁했다. 이제 죽을 때가 다 됐나.

예약한 항공권은 탑승이 임박했으므로 취소하기도 어려웠다. 하필 그런 날 질병이 터졌으니 진퇴양난이었다. 나는 잠자리에서 혼란스러운 마음이 잘 진정되지 않았다.

이튿날 잠을 자는 둥 마는 둥 하고 깨어나 여행 가방을 챙겼다. 다행히 소변에서 이상한 색깔이 더 이상 나타나지 않아 불안감을 뒤로 하고 인천공항으로 향했다.

비행기에 탑승해 양곤으로 날아가는데, 기내에서 다시 몸에 이상 신호가 나타났다. 기내 화장실에서 다시 붉은 소변이 나온 것이다. 양곤 공항에 내려 호텔에 투숙해서도 상황은 마찬가지였다. 나는 그렇게 연이은 혈뇨 배출로 신체가 축 늘어지고 안색이 노래졌다.

그곳에 체류하는 동안 관광과 투자 설명회 참석을 제대로 하지 못한 채 호텔 객실에 박혀 시름시름 앓았다. 마지막 날, 동행한 이들의 부축을 받으며 비행기에 올라 서둘러 한국으로 돌아와야 했다. 그런데 한국에 돌아오자 증세는 언제 그랬냐는 듯 감쪽같이 사라졌다.

몇 달 후 다시 출국할 일이 있었다. 이번에는 중국 칭다오(靑島)로 날아가는 일정이었다. 그런데 칭다오에 도착해 숙소에 들었을 때 거기서 다시 콜라 빛 소변이 쏟아졌다. 나는 그렇게 검붉은 소변이 내 몸에서 계속 나오는 것에 두려움을 느꼈지만, 하필 해외여행을 할 때마다 그런 일이 반복돼 참으로 괴이하다는 생각을 함께 가졌다.

그 후에도 검붉은 소변은 몇 달 간격으로 쏟아졌다. 2년 동안 대여섯 차례 그런 사태가 벌어졌던 것 같다. 나는 다시 신체수리공 본능으로 전신을 점검하고 고장 난 부위를 수리하기 위해 팔을 걷어붙였다.

자세히 알아본 결과 나의 증상은 사구체신염으로 인한 것이었다. 이는 신장에서 피를 걸러내는 필터 역할을 하는 사구체가 염증 발생으로 손상을 입어 제 기능을 못하는 질병이다. 사구체는 모세혈관들이 실타래처럼 뭉친 덩어리로 혈액에 쌓인 독소, 전해질, 과도한 체액 등을 걸러 소변에 담아 내보낸다. 사구체신염에 걸리면 이런 기능이 제대로 이뤄지지 않아 혈뇨가 발생하거나 소변에 거품이 많이 끼는 단백뇨 증상이 나타난다. 과도한 체액이 제대로 배출되지 못해 수시로 몸이 붓기도 한다. 나 역시 피소변 외에 단백뇨와 부종 증상이 종종 따라다녔다.

사구체신염이 악화하면 요독증으로 사망할 수도 있다. 만성 콩팥병으로 이환되면 평생 피를 빼내어 깨끗이 한 다음 다시 집어넣는 혈액투석을 해야 하는 수도 있다. 자칫하다가는 매우 힘겨운 인생길을 가게 되는 것이다.

사구체신염이 병균 감염으로 인한 것일 경우 병원을 찾아 항생제 처방 등을 받아야 한다. 병원에서는 면역억제제를 사용하거나 혈압 및 부종 치료를 위한 대증요법을 실시하는데, 나는 이 문제 해결을 위해 전신진동에 모든 것을 걸었다.

사구체신염은 사구체의 염증을 얼마나 잘 해소하느냐가 치료의 관건이다. 양쪽 콩팥에 200만 개 있는 사구체에 염증이 어느 정도 발생했느냐가 이 질병의 경중을 가름한다. 염증을 계속해서 충분히 배출하고, 나아가 염증으로 생긴 손상을 복구하면 사구체가 제 기능을 회복해 질병이 물러가게 된다.

염증은 사구체와 그 주변부에만 있는 것이 아니다. 사구체

기능이 떨어지면서 전신으로 확대된다. 얼굴이나 손, 발목 등이 붓기도 하고, 머리나 등판에 진물 형태로 감돌기도 하며, 복부에 출렁거리기도 한다. 이것을 모두 원활히 배출하고, 나아가 사구체와 그 주변부의 염증을 깨끗이 제거해야 한다. 이런 작업을 몇 달간 지속하면 망가졌던 사구체 조직도 복구될 수 있다. 이렇게 하여 사구체가 본래 기능을 되찾으면 혈액의 독소와 전해질, 과도한 체액 등을 잘 걸러 소변으로 배출함으로써 신체가 정상으로 돌아올 수 있다.

온몸에 전신진동을 걸어 그 힘으로 사지와 관절을 꺾고 전신을 스트레칭 하는 작업을 반복하면 얼굴, 다리, 손 등의 염증이 출구를 찾아 소변이나 가래 등의 형태로 시원스럽게 배출된다. 전신진동의 여세를 몰아 콩팥과 그 주변부에 부분진동을 집중하면 콩팥의 염증이 제거되면서 면역 환경이 개선된다. 이를 반복적으로 실시하면 콩팥의 병반이 아물고 조직이 재생돼 사구체의 병증이 치료된다.

나는 주로 왼쪽 콩팥의 사구체가 고장나 혈뇨와 거품뇨를 반복적으로 경험했다. 이제는 진동요법 생활화로 왼쪽 사구체가 정상으로 돌아와 더 이상 혈뇨나 단백뇨가 발생하지 않는다. 어쩌다 피곤할 때면 몸이 다소 붓는 증세는 여전하지만, 그럴 때 작심하고 전신진동을 걸어 작업하면 부기가 빠지며 신체가 활력을 얻는다. 돈 안 들이고 콩팥, 나아가 전신의 건강을 도모할 수 있는 방법이다. 앞에 설명한 요로결석도 이와 비슷한 방법으로 대처해 재발을 방지할 수 있었다.

# 12

# 꾀병 같지만 지옥불 속
## 섬유근육통

　섬유근육통 환자의 고통을 일반인은 잘 이해하지 못한다. 겉으로는 멀쩡해 보이는데 매일같이 아프다고 호소하기 때문이다. 병원에서 통증 부위를 검사해도 이상한 점이 발견되지 않는다. 그런데도 만성통증을 호소하니, 주위에서는 꾀병을 부리는 것으로 오해하기 쉽다.

　그러나 실제로 이 환자의 상태는 심각하다. 전신의 근골격계가 뻣뻣해지는 느낌과 함께 항상 통증이 여기저기 감돈다. 목 주위와 어깨 부위 깊숙한 곳이 얼얼하게 아프고, 허리 아래쪽으로도 통증이 뻗치곤 한다. 무엇보다 잠에서 깨면 전신의 관절과 근육이 뻣뻣해져 있어, 새 날을 맞으면서부터 영 기분이 개운치 않다.

　내가 꼭 그랬다. 근육과 관절, 힘줄, 인대 등 연부조직이 얼얼한 느낌이거나, 은근하게 깊숙이 쑤시거나, 석회 바른 듯 굳어지곤 했다. 날마다 육체가 그 지경으로 저질이어서 어처구니가 없었다. 어떤 날은 뒷목과 양어깨에 압정을 여러 개 꽂은 듯 날카로운 통증이 감돌아 눈물이 쑥 빠지기도 했다.

수면 중에도 통증으로 여러 번 깨어나 숙면을 이루지 못하는 날들이 많았고, 그런 날은 종일 피곤해 일의 효율이 떨어졌다. 배가 살살 아프며 설사 같은 증세가 따라다니기도 했다. 이런 일상이 계속되면서 인지기능도 약화했고 두통, 불안감, 우울증 등이 따르기도 했다.

동네 병원에서는 증상의 원인을 찾아내지 못해 종합병원을 몇 군데 전전했다. 그 결과 나는 이 증상이 섬유근육통이란 사실을 알게 됐다.

섬유근육통은 처음에 통증이 신체의 한 군데에서 시작되지만 시간이 지나면서 결국 전신으로 퍼진다. 환자들이 다 그런 것은 아니지만, 전신에 압통점이 18군데에 이르는 사람도 있다. 이쯤 되면 그 사람의 인생은 이미 지옥 불에 던져진 것과 진배없다.

나도 통증이 온몸으로 번져 구석구석 아프지 않은 부위가 없었다. 저질 건강으로 인해 인생이 개탄스러웠다.

"하늘도 무심하시지, 어찌 나에게 이런 형벌을… ."

고통을 견디다 못해 자살을 결행하는 환자도 있다. 병원을 다니다 내가 만난 어느 환자는 몸에 석유를 부어 불을 붙인 상태에서 칼로 곳곳을 저미는 것 같이 아프다고 호소했다. 그는 얼마 후부터 병원에 나타나지 않았다. 치료를 열심히 받았는데도 통증이 완화되지 않아 스스로 생을 마감했다는 소문이 들려왔다.

　　또 어떤 젊은 여성 환자는 이마에 대못이라도 막힌 것처럼 통증이 심하다고 했다. 질병을 고치려고 병원과 한의원을 전전하다가 부모님 재산마저 탕진했다고 했다. 그 여성도 언젠가부터 병원에서 모습이 사라졌다. 나는 동병상련을 느끼며, 그녀가 고통을 벗어던지고 끝까지 살아남을 수 있기를 기원했다.

　　섬유근육통은 자율신경계 기능 이상, 중추신경의 세로토닌 대사 감소, 성장호르몬 분비 감소, 뇌척수액의 통증유발물질 증가 등으로 통증에 대한 지각 이상이 일어나는 것이 원인으로 의학계는 판단한다. 한마디로 인체가 맛이 가, 통증과 상관없는 자극을 몸이 적절히 처리하지 못하는 것이 문제다. 현대의학은 이런 상황에서 속수무책이다. 뚜렷한 해결책을 제시하지 못하니 환자는 계속 방황하고 절망할 수밖에 없다.

이런 질병에는 자율치료(제4장에서 설명)가 정답이다. 내 몸이 자율적으로 작용하여 병을 물리치게 하는 것이다. 이는 자율주행차가 저절로 움직여 목적지에 도달하는 것과도 같다.

인체에는 병이 나면 이를 스스로 고칠 수 있는 능력이 어떤 고도의 소프트웨어처럼 내장돼 있다. 이런 자율적 치유 능력은 인류가 탄생할 때부터 창조주가 우리 몸에 넣어준 것이 아닌가 생각된다. 나는 그렇게 내재한 자율치료 능력을 가동해 이 질병을 상당 부분 통제할 수 있었다. 병원 약은 치료에 별반 도움 되지 않았다.

통증의 경감이나 해소는 자율치료가 가져다주는 대표적 효과다. 섬유근육통으로 전신이 혼돈 투성이일 때는 그러한 혼돈 상황을 타깃으로 자율치료를 작동시키면 된다. 즉, 중추신경을 중심으로 전신에 자율치료 반응을 일으키고, 그 힘으로 혼란 상황을 진드근히 밀어낸다.

특히 전신의 압통점마다 묵직한 진동이나 온감을 몰고 다니며 통증을 밀어내는 데 진력하면 좋다. 오래된 통증이나 뿌리 깊은 통증은 처음에 잘 물러가지 않지만, 이런 자율치료

행위를 반복하면 결국 해소된다. 중추신경과 자율신경의 부조화가 해결되고 면역 체계가 정상을 되찾아 결국 건강이 돌아온다. 자율치료의 세계를 잘 이해하지 못하는 사람은 마술 같은 결과라고 하겠지만, 사실 알고 보면 이는 자연스런 일일 뿐이다.

나는 이 방법으로 섬유근육통의 옥죄임으로부터 벗어날 수 있었지만, 그렇다고 하여 이 질병을 원천적으로 치료한 것은 아니다. 컨디션이 저조하거나 체력이 달릴 때면 이 고약한 녀석이 다시 슬그머니 고개를 든다. 그럴 적마다 나는 자율치료법을 작동해 문제를 해소하고, 신체는 다시 활력을 얻는다.

섬유근육통은 희귀병인 것 같지만, 사실은 그렇지도 않다. 나이 들어 아침마다 삭신이 쑤신다고 호소하는 이들이 많은데, 이들은 거지만 이 질환자라 해도 틀리지 않다. 근골격계 질환자나 파킨슨병 등 전신성 질환 환자들도 비슷한 통증을 호소하는데, 이들도 섬유근육통과 증세가 중복되는 경우가 흔하다. 그러므로 주위에서 일상적으로 "아이고, 허리야, 다리야…." 하고 신음하는 어르신들이 있다면 자율치료법을 배워 적절히 대응할 것을 권하고자 한다.

# 13

# 황금색 변을 보는 몸으로 거듭나다
## 과민성대장증후군

대장 기능이 정상인 사람은 식사 후 위장이 음식물을 잘게 부수고, 소장이 영양분을 흡수한 다음, 대장에서 수분을 흡수해 적당한 굵기의 변으로 만든다. 이를 힘주어 배설하면 다시 건강한 하루 생활이 영위된다.

대장에 이상이 초래된 사람은 이와 같은 기능이 제대로 작동되지 않는다. 암이나 궤양 등이 있을 경우 대장 기능이 정상 작동되지 않을 수 있으나, 그렇게 외과적 질환이 없더라도 대장은 사고를 일으킬 수 있다. 과민성대장증후군이 바로 그런 예다.

과민성대장증후군 환자는 병원에서 대장내시경이나 혈액검사 등을 해도 특별한 이상을 발견할 수 없다. 그런데도 복통이 나거나 배에 가스가 차 부푸는 등 불쾌한 소화기 증상이 반복적으로 나타난다. 설사 같은 묽은 변이나 변비가 지속되기도 하고, 점액질 변을 보는 경우도 있다. 배변 후에도 잔변감이 남아 기분이 언짢다.

잦은 트림이나 방귀, 전신 피로감, 두통, 불면증 등이 뒤따르기도 하며 이런 증상이 몇 달, 혹은 몇 년 간 지속되기도 한다. 심지어는 혈변을 보기도 하고, 빈혈증과 체중 감소로 파리한 행색을 드러낼 때도 있다.

나는 이 질병이 만성화해 장년기를 힘들게 보냈다. 밥을 먹고 나면 복부 팽만감이 뒤따랐고, 하루에도 수차례 설사 같은 변이 나와 화장실을 여러 번 들락거려야 했다. 어느 때는 혈변이 쏟아져 변기를 검붉은 색으로 물들이기도 했다. 혈변은 수개월 간격으로 여러 차례 반복됐다. 하지만 대장내시경 검사로도 대장 안에서 외과적 문제점은 발견되지 않았다.

그러는 동안 체력이 바닥으로 떨어져 정상적인 사회생활을 하기 어려웠다. 허리가 꺾여 접힐 듯 정력이 빠졌고, 다리에서도 힘이 달아나 휘청거리며 걸어야 했다. 나는 거의 자포자기 심정이 됐지만, 주위에서는 엄살이 심한 것 같다며 놀려대기도 했다.

이 증상은 회사 일이 엉키거나 주위 사람들과 갈등이 조성

될 때 더 심해졌고, 문제가 해소되면 경감되는 등 악화와 완화를 거듭했다. 지인들과 어울려 소주를 마시면 증세가 심해지지 않고 오히려 가라앉는 것으로 보아, 스트레스 등 심리적 요인이 주원인인 질환임을 깨달을 수 있었다.

원인을 알면 이를 제거하면 되겠지만, 현실은 그리 녹록치 않았다. 기자란 직업 속성상 긴장감과 스트레스가 연속되는 생활을 피할 수 없었기 때문이다. 그렇지만 내 몸에 가해지는 부정적 원인 못지않게 몸을 위무할 수 있는 긍정적 상황을 잘 연출하면 부정적 요인이 상쇄돼 병 치료에 진전이 따르지 않을까 하는 데 생각이 미쳤다.

영화관에서 영사기로 전쟁 상황을 내보내면, 스크린에 피비린내 나는 장면이 전개된다. 반대로 시인이나 작곡가가 영감에 사로잡혀 산보하는 꽃밭 정경을 내보내면, 화면에 평화와 아름다움이 넘쳐난다. 영사기를 마음에 비유하면 스크린은 내 몸이다. 이처럼 내 몸은 항상 마음의 영향을 받는다. 그러니까 전쟁 장면 송출을 중단하거나 줄이고, 대신 꽃들이 만개한 싱그런 화원 정경을 많이 내보내면 좋지 않겠는가.

우리네 현실은 전쟁터와 다름없다. 매일같이 스트레스란 맹수가 출몰하는 적자생존의 문명 한가운데서 살아남기 위해 어떻게든 그 맹수를 따돌려야 한다. 그러나 맹수는 사라지지 않고 늘 덤빈다. 그러면 어찌할 것인가.

나는 소극적인 방법 같지만 가능한 한 맹수를 피하기로 했다. 먹고 살기 위해 어쩔 수 없이 문명의 숲에 들어와 있지만, 시시때때로 그 숲에서 벗어나는 노력도 함께 기울이기로 했다. 나는 자꾸 밖으로 확장되려 하는 마음을 잘 다스려 자주 내면으로 향하게 하기 시작했다. 외부의 번잡한 일상을 차단하고 수시로 깊은 내면으로 침잠했다. 그러자 심신이 깊은 물 밑바닥으로 잠수해 내려갔을 때처럼 먹먹한 상태가 됐다.

그런 상태에서 '마음의 눈'으로 복부 깊은 곳을 편안하게 바라보는 생활을 며칠째 반복적으로 지속했다. 전신을 이완하고 복부에서 아늑한 느낌이 올라오는 상상을 되풀이했다. 그러자 마침내 배에서 어떤 변화의 기운이 솟아났다. 그것은 배를 안팎에서 따스하게 감사는 어머니의 약손과도 같은 치유의 손길이었다. 그 손길은 내가 정성을 들인 만큼 나를 진드근히 보듬었다.

이런 일이 반복되고 나서 과민성대장증후군 증세가 현격하게 감소했다. 복부 팽만감이 자취를 감췄고, 설사 같은 묽은 변도 사라졌다. 점액질변이나 혈변이 나오지 않았고, 트림이나 방귀도 거의 생겨나지 않았다.

나는 약초시장에서 강황과 계피를 구입하고 여기에 생강을 섞어 오랜 시간 끓인 뒤 그 물을 마시는 생활도 했다. 이들 약재는 장내 미생물 생태계를 정상화하는 데 도움을 많이 주는 것으로 인도 아유르베다 의학에 소개돼 있다. 유해균을 줄이고 유익균을 늘려 대장 질환을 다스림은 물론 신체를 전반적으로 건강하게 해준다.

이제는 이런 대처법들로 무너졌던 대장을 수리해, 어린이처럼 황금색 변을 보는 신체로 탈바꿈시켰다.

# 14

## 현대판 호랑이들의 출몰
## 공황장애

한편 나는 장년기의 일정 기간을 공황발작으로 괴로워 한 적도 있다. 그 무렵은 업무량이 많은 중간 간부 시절이어서 스트레스도 과중하게 덮쳤다. 어릴 적 마비 후유증으로 신체 스트레스가 상존하는 상황에서 설상가상으로 이렇게 직장 스트레스마저 가세하니, 육체가 이를 당해내지 못하고 쿠데타를 일으킨 것 같다.

나는 수시로 가슴 답답하거나 흉통이 따랐고, 숨을 쉬기도 어려웠으며, 어깨와 등에 식은땀이 주르륵 흐르곤 했다. 메스꺼움과 복통이 느껴졌고, 현기증과 함께 다리가 후들거리기도 했다. 죽을 것 같은 공포감과 함께 심장이 터질 듯 뛸 때도 있었다.

이상야릇한 전조 증상이 시작되다가 느닷없이 이런 극단적 불안 증세가 솟구쳤다. 일단 증상이 일어나면 몇 분 안에 최고조에 이르렀고, 그렇게 20~30분 지속되다가 다시금 정상으로 돌아오곤 했다. 돌이켜 보면 스트레스로 감정적 상처가 생겨난 다음에 꼭 이런 푸닥거리를 치르는 불행이 반복됐던 것 같다.

일부 환자는 공황발작이 시작되면 질식할 듯한 공포감을 느끼다가 실제 정신을 잃고 응급실에 실려 가기도 한다. 나는 실신하는 지경까지 이르진 않았지만 뜬금없는 공황발작으로 살얼음판을 걷듯 불안한 직장생활을 가까스로 이어가는 신세였다.

공황장애는 스트레스가 주요인으로 지목되지만, 뇌 기능과 그 구조의 이상도 또 다른 원인을 제공하는 것으로 알려져 있다. 가바, 세로토닌, 노르에피네프린 등 신경전달물질 시스템이나 측두엽, 전전두엽 등 뇌 구조 이상 등이 문제를 일으킨다. 내 경우도 뇌 구조 이상이 이런 혼란을 야기하는 것으로 생각됐다. 평생 남달리 많이 쌓인 스트레스가 뇌 구조의 이상을 초래했을 가능성을 충분히 유추해볼 수 있었다.

나는 살기 위해 스트레스를 전격적으로 차단하지 않으면 안됐다. 이제는 낭떠러지 가장자리까지 밀려나 더 이상은 물러설 곳도 없는 비상 상황이었다.

어느 날 회사에서 공황발작 전조 증세가 시작되자 나는 의자에 몸을 깊이 묻고 두 눈을 질끈 감았다. 어차피 이렇게 된 것, 몸뚱어리를 낭떠러지 아래로 내던지는 심정으로 의식과 육체를 분리해버렸다. 의식으로부터 철저히 차단당한 육체는 야릇한 진공 상태에 놓였다

그렇게 10여 분 흘렀던 것 같다. 또렷한 의식이 더 이상 지배하지 못하니 육체는 주인의 그런 방임 속에 전에 느끼지 못한 해방감을 맛보는 듯했고, 일정 시간이 지나자 다시금 활기를 되찾는 것 같았다. 비정상적인 뇌 구조도 스트레스가 다가와 라이터 불 당기듯 건드려야 발작을 일으킬 텐데, 그 과정이 생략돼 더는 이상 행동을 보이지 않았다.

나는 이런 일이 있고 나서 공황발작도 스스로 통제할 수 있다는 자신감을 갖기에 이르렀다. 하지만 이를 위해서는 보다 확실한 전제조건이 뒤따라야 한다. 이미 손상돼 공황발작의 텃밭 역할을 하는 뇌 조직도 확실히 치료해야 하는 것이다. 그래야만 다시 현실적으로 스트레스란 원인이 불을 당겨도 어지간해선 발작으로 이어지지 못한다.

나는 그날 이후 뇌 안에 자율치료를 집중했다. 방법은 과거 뇌전증 치료할 때와 같았다. 뇌 안에 진동 현상이 활기차게 일어나게 하고 그 힘으로 뇌 안의 악성 물질들을 밀어냈다. 어떤 날은 뇌 근육이 꾸물거리면서 노폐물과 탁기가 밀려나는 것을 경험할 수 있었다. 몇 달간 이렇게 해서 뇌의 물리적 구조와 기능적 이상을 개선해 뇌의 신경가소성(neuroplasticity)을 향상시킴으로써 공황장애의 싹을 원천적으로 자를 수 있었다.

　　인체를 숲에 비유하면, 스트레스는 호랑이에 비견된다. 처음 호랑이가 한 마리 나타났을 때 숲은 싱그러움을 유지한다. 맹수 한 마리쯤 견뎌낼 수 있는 것이다. 그러나 호랑이가 계속 나타나고, 또 무리지어 자주 출현하면 숲은 평화가 깨진다. 먼지가 날리고, 바닥이 파헤쳐지며, 다른 동물들이 사색이 된다. 특히 호랑이 떼가 자주 지나는 길은 바닥이 다져져, 반복되는 공황발작처럼 그들이 찾아오는 데 익숙하다. 거기다 기후마저 건조하면 숲은 점점 더 메마른 땅이 된다. 이는 농축된 스트레스로 신체 조직이 손상되고, 다시 새로운 스트레스로 불이 당겨져 뇌가 뒤집어지는 기전이다.

맹수, 곧 스트레스의 반복된 출현은 이렇듯 신체, 특히 뇌를 황폐하게 만들고 쿠데타도 일으킨다. 하지만 이렇게 망가진 땅도 맹수들이 사라지고 단비가 촉촉이 내리면 다시 시나브로 원형을 되찾아 작은 충격에도 초록색을 잃지 않는 건강한 숲이 된다.

나의 공황장애 치료 첩경은 결국 육체를 마음으로부터 분리해 근심, 걱정, 공포감으로 가득한 의식을 무력화하고, 그럼으로써 복잡한 의식이 더 이상 몸을 지배하지 못하게 한 것이다. 공황발작 때의 죽을 것 같은 공포감은 '저승사자'가 출현한 것과 비슷하다. 그의 검은 손아귀가 목을 조여 오는 것 같다. 그러나 이 저승사자는 냉정히 말하면 내가 만든 가짜에 불과하다. 이는 직접적인 스트레스나, 이전 스트레스 등으로 파괴된 뇌 조직이 본인의 의지와 상관없이 출현시킨 정신적 병리 현상이다. 이런 허깨비가 진짜처럼 행세해 자신을 죽일 듯 짓누르는 것이다.

이럴 때 똘망똘망한 의식으로부터 순간적으로 용맹스럽게 육체를 차단하면 된다. 그러면 저승사자의 무겁던 손아귀가 힘을 잃고 떨어져 나가 죽음의 공포에서 벗어날 수 있게 된다. 그 후 저승사자가 다시 출현하면 비슷한 방법으로 대응한다. 이렇게 반복적으로 대처하고 뇌 조직을 정상화하는 것이 발작의 공포를 차단하는 지름길이라 생각된다.

나는 저승사자를 몰아낸 첫 경험 이후 집에서나 직장에서나, 혹은 야외 어느 곳에서도 뇌 안에 진동을 일으키는 생활을 습관화해 아직까지 신체가 다시 뒤집어지는 일은 경험하지 못했다. 나의 뇌는 싱싱하고 안녕하다.

## 15

브루스 윌리스와 윤정희, 그리고 치매 늪 건너기
# 경도인지장애

나이 들면 기억력 깜박이는 증상을 어쩔 수 없다고 하지만, 내게도 그런 일이 닥칠 줄은 꿈에도 몰랐다. 나는 기억력이 오락가락하는 정도가 아니라 아예 까맣게 지워지는 것을 경험했다.

신문사에서 편집국장으로 재직하던 무렵의 일이다. 한번은 대학교수들인 외부 자문위원들과 신문사 부장들을 모아놓고 자문위원회의를 진행하다가 참석자들에게 일대 망신을 당했다. 자문위원들에게 부장들을 소개시키는데, 몇 십 년간 함께 근무해 온 그들의 이름이 갑자기 잘 기억나지 않는 것 아닌가.

아예 이름 석 자가 생각나지 않는가 하면, '홍길동' 부장의 '홍'씨가 기억나지 않고, '김철수' 부장의 이름 두 글자가 머리에서 지워져 당황하지 않을 수 없었다.

나는 이름 전체가 지워진 직원은 건너뛰고 일부라도 기억 나는 '홍길동'을 '박길동'으로, '김철수'를 '박갑수'로 소개하는 등 우왕좌왕했다. 그러자 좌중에서 피식 하는 웃음과 함께 웅성거리는 소리가 일어났고, 직원들의 도움으로 이름을 정정 하느라 식은땀을 흘려야 했다.

　　그런 일이 있은 뒤 내 기억은 점점 더 지워졌다. 아예 자식 들의 이름이 기억에서 사라지기도 했으니, 기가 막힐 일이었 다. 이러다가 아주 중증 치매에 걸리는 건 아닌가 하는 두려 움이 엄습했다.

　　돌이켜보니 나의 기억력 감퇴는 어제오늘 갑자기 시작된 것 이 아니었다. 20여 년 전 지방 출장길에도 웃지 못할 해프닝 이 있었다. 나는 출장 용무가 길어져 하룻밤을 여관에서 묵 어야 했다. 당시만 해도 휴대폰이 없던 시절이어서 집에 전화 를 걸려고 공중전화 부스로 다가갔다. 그런데 어찌 된 영문인 지 집 전화번호가 생각나지 않았다.

　　나는 아무리 머리를 쥐어짜고 숨 고르기를 해도 전화번호 가 떠오르지 않았다. 어처구니없었다. 나는 견디다 못해 114 안내양에게 전화해 집 전화번호를 알아냈다.

그 전화번호로 다이얼을 돌리자 저 편에서 여자 목소리가 건너왔다. 나는 아내 목소리인 줄 알고 사정을 얘기했다.

"나 여기 지방인데, 하룻밤 묵고 올라가게 됐어요."

건너편에서는 잠시 침묵이 흘렀다. 내가 다시 음성을 높여 말했다.

"아, 거기, 박중곤 씨 댁 아닙니까?"

"네, 맞는데요."

"그런데 대답이 왜 그래요?"

"어, 우리 남편 목소리가 아닌데요?"

나는 당황하지 않을 수 없었다. 자세히 듣고 보니, 그 집은 박중곤 집이 맞았는데, 그는 동명이인의 다른 인물이었던 것이다. 나는 쓴웃음을 지을 수밖에 없었다.

그런 촌극이 있고 난 뒤에도 몇 번 망각의 기억이 나를 심란하게 했다. 밖으로 산책 나갔다 돌아왔을 때 아파트 현관문의 키 번호가 기억나지 않았고, 그로 인해 추위에 떨었던 일이 있다. 약속한 일을 고스란히 잊어버리거나, 방금 전 생각했던 것을 순간적으로 기억하지 못한 일도 셀 수 없이 많다. 그런 생활이 켜켜이 쌓여 오늘의 부정적 결과를 낳은 것 같다는 생각이 들었다.

자문위원회의 사건 이후 사내에서는 내가 치매 환자란 소문이 돌기 시작했다. 나는 절망의 구덩이로 내던져진 심정이었다.

그러나 절망이 심하면 그 언저리 어딘가에서 다시 희망이 싹틀 수도 있는 법이다. 나는 희망의 싹을 찾아내기 위해 간절히 기도하는 심정으로 지냈다.

궁하면 통하는 법이라 했던가. 마침내 컴컴한 공간에 한 줄기 햇빛이 비쳐드는 것 같은 변화의 계기가 마련됐다. 마침 뇌 속에 변화를 주어 뇌의 면역 환경을 높임으로써 기억력을 되살리는 방법을 지인을 통해 배울 수 있게 된 것이다.

사람의 배나 팔다리 근육은 마음대로 움직일 수 있는 수의근(隨意筋)이다. 그렇지만 뇌 근육은 두개골로 덮여 있어 마음대로 움직일 수 없는 것으로 알려져 있다. 그래서 불수의근(不隨意筋)으로 불린다. 이는 현대 생체의학의 관점이지만, 심성의학(心性醫學)은 견해를 달리한다. 마음으로 얼마든지 뇌 근육을 움직일 수 있다고 본다.

심성의학의 대가인 지인은 뇌 안에 심상법(心像法)을 적용해 뇌의 면역 환경을 바꿀 수 있는 방법을 내게 알려 주었다. 의식을 각성시키는 대표 혈자리인 백회(百會·정수리 부위)나, 기가 하늘로 통한다는 통천(通天·정수리 양옆으로 다소 솟은 자리) 부위에 강한 의념(疑念)을 작용시키는 것이었다. 그 의념은 하늘의 신선한 기운이 들어오는 간절한 상상이다. 이를 온 정성을 다해 반복하다 보면 어느 순간 백회, 통천 부위를 통해 어떤 시원한 느낌이 뇌 안으로 쑥 들어올 수 있다는 것이었다.

나는 그의 말대로 실행했지만 잘 되지 않았다. 며칠 더 반복적으로 실천했으나, 역시 공회전 했을 뿐이다. 심성의학에 물리가 트이지 않은 탓인가 보다 생각하며 많은 실패에도 불구하고 희망의 끈을 놓지 않았다.

나는 어느 명상가가 '자기실현적 예언은 마침내 현실이 된다'고 한 명언을 새김질하며 심상법을 계속했다. 이를 통해 좋은 일이 일어날 것이라는 자기 충족적 기대와 긍정적 마음을 함께 일으켰다.

그렇게 달포쯤 노력했을 것이다. 어느 날 오전 정말로 백회혈을 통해 어떤 시원한 느낌이 불쑥 들어왔다. 참으로 신기하고 신선한 체험이었다.

그 일을 경험한 뒤부터는 하늘의 신선한 기운을 불러들이는 일이 그다지 어렵지 않았다. 의념만 일으켜 적용하면 그대로 반응이 따라 일어났다. 나중에는 뇌 중심부에서도 뚜렷한 변화가 일어났다. 마음의 작용으로 뇌 안을 건드리면 뇌 근육이 꿈틀거리는 것이었다.

나는 무수한 반복적 훈련을 통해 뇌 근육을 마치 밀가루 반죽 가볍게 다질 때처럼 주무를 수 있는 경지에까지 이르렀다.

그렇게 하고 나자 엄청난 변화가 일어났다. 새까맣게 지워졌던 기억이 일제히 살아난 것이다. 사람들의 이름이 전부 생생히 기억됐고, 이미 희미하게 지워진 지 오래이던 옛일들이 마치 어제 있었던 일들처럼 되살아났다. 항상 무겁고 뭔가 답답하게 막혀 있던 뇌 안이 시원스럽게 뚫렸으며, 두통도 사라졌다. 뇌 기능이 정상화하면서 신체 건강이 전반적으로 개선되는 효과도 뒤따랐다.

그 후에도 나는 뇌를 대상으로 한 심상화 작업을 게을리하지 않았다. 전신을 대상으로 묵직하게 이완요법을 실행하다가 그 여세를 몰아 뇌 안으로 들어가는 작업도 해보았다. 백회나 통천 부위를 통하지 않고 이런 방법으로 목이나 턱 밑을 거쳐 뇌 안으로 진입하는 것도 좋은 효과를 가져왔다. 아무튼 이런저런 방법을 통해 뇌 근육이 움직이면서 그곳에 정체돼 있던 염증성물질 등이 빠져 나가고 신선한 혈액과 호르몬 등이 원활히 돌게 한 것이 기억력 개선에 결정적으로 기여했을 것으로 짐작된다.

인지기능이 점점 저하되는 경도인지장애는 기억력을 담당하는 해마의 신경세포 소실이 주요 원인이다. 베타 아밀로이드와 타우 단백질 등의 노폐물이 쌓이거나 염증 악화, 산화적 손상 등으로 그런 결과가 초래된다고 한다. 이로 인해 살다가 불행한 상황에 맞닥뜨렸지만, 심상법으로 뇌 속 면역 환경을 개선해 기억력을 되찾을 수 있었음을 하늘에 감사한다.

한국이 낳은 걸출한 서정시인, 미당 서정주는 말년에 기억력 감퇴로 고전한 것으로 알려져 있다. 그는 뇌 기능을 활성화하기 위해 1600여 개의 세계 산 이름을 외웠고, 팔순을 바라보는 나이에 러시아 유학을 떠나 러시아어를 배우는 등 남달리 노력했다. 사람들은 그처럼 암기 등의 방법으로 기억력을 향상시키려 하나, 이것이 가져다주는 효과는 매우 제한적이다. 이는 심상법으로 뇌에 자극을 주는 것에 비해 효과가 10분의 1도 안 된다고 생각한다.

미당이 나와 같이 심상법을 익혀 뇌에 실천했더라면 어땠을까 하는 상상을 해본다. 아마도 죽기 전에 〈국화 옆에서〉, 〈귀촉도〉, 〈질마재 신화〉 등 못지않은 걸출한 서정시들을 더 많이 남기지 않았을까.

명화 〈다이 하드〉의 주연배우, 브루스 윌리스와 우리나라의 유명 여배우, 윤정희는 공통점이 있다. 둘 다 치매 환자란 사실이다. 윤정희는 여러 해 치매로 초점 잃은 눈동자를 보이다 사망했고, 브루스 윌리스는 현재 투병중이다. 이들이 뇌 근육을 움직이는 심상법을 알지 못한 채 한 사람은 이미 세상을 등졌고, 다른 한 사람은 폐인이 된 현실이 내게 안타까움을 남긴다.

## 두피침법으로 경도인지장애 개선 가능

우리나라 전통의학과 중의학에 '두피침법(頭皮鍼法)'이 있다. 이는 두개골을 덮고 있는 피부(두피)를 자극해 뇌 관련 질환을 다스리는 의술이다.

방법은 침이나 주사바늘 등을 이용해 두피를 살짝살짝 자극해주는 것이다. 이렇게만 해도 뇌 안에 자극이 전달돼 노폐물 순환 효과를 거둘 수 있다. 이 방법으로 뇌경색, 경도인지장애, 초기 알츠하이머 치매 등을 전격적으로 치료할 수는 없지만 증상을 일부 완화할 수는 있다는 게 전문가들의 임상 경험이다.

경도인지장애나 알츠하이머 치매, 뇌경색 등의 환자들 가운데는 두피 안쪽에 염증성 혈액이 고여 있는 경우들이 있다. 이는 뇌 안의 염증성물질들이 두개골의 미세한 구멍이나 틈으로 비집고 나와 두피 안에 고인 것이다. 이 경우 두피는 두툼하고 말랑말랑하게 부풀어 있곤 한다.

이런 환자는 의료기상사에서 굵은 주사바늘을 구입해 해당 부위를 찔러주면 좋다. 바늘을 소독 솜으로 잘 닦아 가로 방향, 즉 오른쪽에서 왼쪽으로 작업한다. 그런 뒤 바늘을 빼면 썩은 피가 몽실몽실 나온다. 어느 때는 뭉클 쏟아지기도 한다. 그 혈액을 화장지로 닦아내면서 바늘 자리 주위를 손가락으로 꾹꾹 눌러 최대한 더 빼낸다.

이는 일종의 '두피 사혈(瀉血)침법'이다. 주사바늘을 이용하는 것이므로 찌를 때 모기가 무는 것처럼 따끔거릴 뿐이며 참을 만하다. 이렇게 여러 군데 작업을 하면 염증성 물질이 상당량 빠져나와 뇌 안이 시원해지는 느낌이 든다. 당연히 뇌 안에 고여 있던 베타 아밀로이드, 타우 단백질 등의 노폐물도 일정 부분 해소돼 뇌의 병적 증상을 상당 부분 완화할 수 있다.

요즘 알츠하이머 치매 관련 신약들이 몇 종류 나와 있다. 이 약들은 안타깝게도 치매를 치료하지는 못하고 증상 발현 시기를 다소 늦추는 정도의 효과만 보인다. 그럼에도 불구하고 약값은 수천만 원이 들어간다. 어찌 보면 두피 사혈침법이 이보다 더 효과적일 수 있다. 더욱이 이 침법은 환자 스스로, 혹은 가족의 도움으로 실행하므로 주사바늘 구입비 1,000원밖에 들지 않는다.

심상법으로 뇌 안의 변화 유도가 어려운 환자들은 두피침법이나 두피사혈침법으로 효과를 도모해볼 것을 권한다. 몇 달에 한 번 간격으로 두피에 작업하면 각종 뇌 관련 질병 치료 및 예방에 도움 된다.

# 4장

# 진동요법과 자율치료법

# 진동요법을 배우다

　나는 신문사에 근무하다가 논설위원으로 인사발령이 났다. 논설위원실에서 매일같이 좋은 사설 쓰는 일에 매달렸다.

　신문 사설은 그날그날 시사적이며 새로운 의제가 던져져, 이를 소화하고 예리하게 논리 전개해 일사불란하게 써 내려가야 한다. 논설위원은 그러느라 제법 신경이 많이 쓰이는 직위였지만, 사설이 완성돼 인쇄기가 돌아가면 다음날 아침까지 여유로워 사적인 일도 자유로이 챙길 수 있는 이점이 있었다.

　논설위원실에 나와 함께 한 명이 더 새로 발령 받았다. 그는 회사 선배로, 내 치병 인생에 선한 영향력을 크게 미친 사람 중한 명이다. 사실 그는 나와 함께 오랫동안 신문사 생활을 해 왔지만, 건강 문제에 관해선 터놓고 얘기한 적이 별로 없었다. 그러다가 그렇게 같은 공간에서 단출하게 근무하게 되면서 깊은 대화 나눌 기회가 자주 마련됐다.

나는 장년기를 거치는 동안 육체가 점점 더 퇴행하는 것을 느끼며, 신체 붕괴를 방어하기 위해 더욱 열심히 투쟁하고 있었다. 앞에서도 적었듯이 장년기에는 약선음식 등으로 건강을 돌보는 식치(食治)와 불기선생의 남다른 안목 등에 경도돼 이를 신체 치료에 반영하는 가운데, 다른 다양한 건강법들도 찾아내 이들을 질병에 대한 응전 도구로 활용했다.

그 당시 가끔 굶어 신체 독소를 빼냄으로써 건강을 증진하는 '간헐적 단식', 새처럼 새벽에 일어나 활동하고 날 저물면 잠들어 자연이 시키는 대로 사는 '아침형 인간', 햇볕을 적절히 쬐어 도시생활의 폐해를 극복하는 '비타민D 건강법' 등은 내가 살기 위해 몸에 열심히 적용한 주요 생활치료법들이다.

이뿐이 아니다. 나는 운동에도 많은 신경을 썼다. 등산을 좋아해, 아침에 밝은 햇빛 받으며 산에 오른 뒤 종일 능선을 타고 돌아다니다가 저녁 무렵 하산하기도 했다. 이렇게 주말이면 거의 산에서 살다시피 하며 삼림욕 효과도 체험했다.

주중에는 지하철과 아파트 계단 오르는 운동을 했다. 지하철 계단은 '도시의 작은 산'과 같다. 시내에 일이 있어 지하철을 이용할 때는 일부러 에스컬레이터를 타지 않고 계단을 통해 올라다녔다. 이렇게 몇 번 하고 나면 실제 작은 산을 오른 정도의 효과가 났다. 내가 사는 아파트는 23층이어서 퇴근 후 엘리베이터를 타는 대신 걸어 올라가기도 했다. 숨을 헐떡이며 올라가면 심폐기능이 향상되고, 땀이 흐르며, 신진대사가 원활해지는 것을 느낄 수 있었다.

이외에도 침과 뜸을 배워 치병에 적절히 활용했다. 침구(鍼灸)는 구당 김남수 선생과 다른 일부 침술 전문가들로부터 배웠다. 김남수 옹은 105세까지 산 침구계의 대가이다. 그들에게 침과 뜸을 직접 시술받거나 이 기술을 직간접적으로 전수받으면서, 나는 내 몸뿐 아니라 가까운 이들에게도 침구 시술을 해주는 봉사 활동도 할 수 있었다.

나는 사설 집필을 마치고 시간이 나면 논설실에서 소매와 바지를 걷어붙인 뒤 몸에 스스로 침을 꽂았고, 쑥뜸 도구로 뜸을 뜨기도 했다. 논설실에 들른 기자나 관리실 직원들이, 호침이

꽂혀 있거나 쑥 불꽃이 연기 내며 살갗에 파고드는 광경을 신기하다는 듯 바라봤다.

나는 그들 가운데 아픈 사람이 있으면 소파에 앉혀 놓고 동병상련의 입장으로 침구를 시술해주곤 했다. 그러다가 증상이 여의치 않으면 괴로움을 삼키며 다시 크고 작은 병원에 들락거리는 등 질병들과 힘겨루기를 계속했다.

그러던 어느 날, 나의 침구 행위를 지켜보던 선배 논설위원이 안타깝다는 듯 말했다.

"박 위원, 병은 그렇게 고치는 게 아닙니다."

나는 뜸을 뜨다 말고 무슨 말인가 이해되지 않아 그를 물끄러미 바라봤다.

그가 잇대어 말했다.

"차라리 진동치료를 배워 보세요. 그럼 건강 증진 효과가 배가 될 겁니다."

"진동이라고요?"

"그래요. 몸안에서 진동을 일으키는 방법이 있어요. 그 방법을 배우면 그렇게 침이나 뜸 같은 거 하며 고생 안 해도 됩니다. 병원 갈 일도 많이 줄어들어요."

"…?"

그날 저녁, 소주잔을 기울이며 그에게서 진동치료에 관한 내용을 간단히 전해 들었다. 내가 평생을 살아오면서 듣도 보도 못한 치료법이었다.

그날 이후 나는 이 새로운 건강법에 대해 중점적으로 이해하고 연구하기 시작했다.

진동치료는 의사나 물리치료사 등 외부인의 도움을 받지 않고 스스로 해내는 건강법이다. 약이나 건강식품을 먹는 등 물질적 도움도 전혀 받지 않는다.

여기서 말하는 진동치료는 진동기계 위에 올라가 기계가 전해 주는 파동을 몸에 흡수하는 물리적 치료 방법과도 다르다. 오로지 마음의 작용으로 육체에 조화로운 진동이 일어나게 해서 질병을 몰아내는 치료법이다.

사람들은 대부분 병이 나면 병원을 찾거나 약, 건강식품 등을 먹어 치료하려 한다. 어릴 적부터 반복적으로 받은 보건 교육이 자연스럽게 이같은 행동을 낳게 하고 있다. 그러므로 다른 방법을 선택한다는 것은 생각하기 힘들다. 하물며 마음의 작용으로 질병을 고친다는 것은 터무니없다는 고정관념에서 대부분 벗어나지 못하고 있다.

나 역시 선배 논설위원으로부터 진동치료에 관해 듣기 전까지만 해도 마찬가지의 고정관념에 갇혀 있어서, 질병은 병원이나 약, 건강식품, 운동 등을 통해 예방하고 물리쳐야 한다는 생각에 머물러 있었다. 다시 말해 외부의 의사나 물질 등을 통하는 타율치료의 세계에서 벗어나지 못하고 있었던 것이다.

이와 달리 진동치료는 스스로 내면에 들어가 정신적 행위로 신체의 온갖 질병을 다스리는, 자율치료다. 질병 예방과 치료 면에서 코페르니쿠스적 발상 전환을 요구하는 신선한 방법이다.

모두들 '태양이 회전한다'고 생각하던 시절, 그와 정반대로 '지구가 태양 주위를 돈다'고 말했을 때 코페르니쿠스를 정신 나간 사람쯤으로 여겼을 것이다. 이렇듯 일반인들의 선입견과 고정관념은 뿌리가 깊고 무섭다.

나는 그동안 살아오면서 병을 고치기 위해 시도하지 않은 방법이 거의 없을 정도였다. 그만큼 질병으로 인해 많은 곤욕을 치렀고, 남들은 상상하기 어려울 정도로 고통 받았다. 상상해 보라. 난치병을, 그것도 한두 가지가 아니라 무려 20가지나 앓았다면 그를 살아 있는 사람이라 생각할 수 있겠는가.

그런데 갖은 노력 덕분이었는지, 아니면 아직 죽을 운명은 아니었던지, 나는 이 세상에 살아남아 그때까지 그럭저럭 사회생활을 유지하고 있었다. 그러나 어렵사리 질병을 하나 물리치면 기다렸다는 듯이 다른 질병이 연속적으로 덮치곤 하는 그 지긋지긋한 생활에 넌덜머리를 느끼고 있었다.

그러던 차에 코페르니쿠스적 전환을 요구하는 선배의 진동치료는 내게 참신한 방법으로 다가왔다. 하지만 문제는 이를 제대로 실천하는 데 있었다. 이를 전해 들어 지식으로만 알고 있어서는 아무 소용이 없는 방법이었다.

나는 그가 알려준 대로 진동치료의 실천에 들어갔다. 방법은 대강 이러했다.


진동치료법

① 의자에 편히 앉거나 편평한 바닥에 누워 심신을 이완한다. 몸이 아주 노곤해지고 사지가 축 풀릴 때까지 이완한다.

② '마음의 눈'으로 육체의 아픈 부위를 바라본다. 매우 편안하게 안정된 의식으로 그곳에 다가가 한동안 머문다.

③ 문제 부위에서 진동이 일어나는 것을 상상한다. 바이브레

이션이 올라오지 않으면 그것이 올라올 때까지 귀빈 초빙하듯 정성을 다한다.

④ 아픈 목을 살살 돌리거나 팔을 적당히 회전하는 방법으로 외적 진동을 유도할 수도 있다. 정성을 다하면 나중에는 실제 자율적으로 목, 팔이 돌아간다.

⑤ 진동이 올라오면 이를 정성껏 확대한다. 종내에는 전신에 진동이 번지게 한다.

⑥ 진동이 확대되면 그 힘으로 몸안의 통증과 탁기를 달래어 서서히 밀어낸다. 한동안 이 작업을 반복한다.

⑦ 진동치료가 어지간히 달성됐을 때 작업을 중단하고 현실로 돌아온다. 그러면 육체가 새털처럼 가벼워진 것을 느낄 수 있다.

집에서 잠들기 전이나 새벽녘 잠에서 깨었을 때 이 건강법을 시도했다. 며칠 계속해서 노력했지만 몸에서는 아무런 반응도 올라오지 않았다.

그렇게 공회전이 이어지자 나는 선배 논설위원에 대한 의구심의 눈초리를 갖게 됐다.

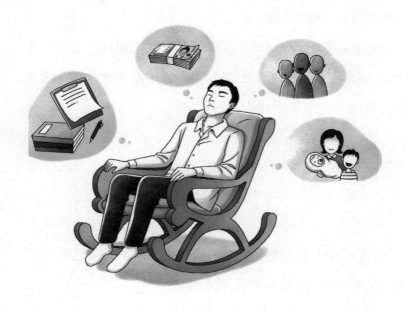

　'이거 순전히 말도 안 되는 방법 같은데…. 혹시 사기 치는 치료법 아냐?'

　나는 속으로 이런 말을 되뇌기도 했지만 곧, 선배가 있지도 않은 건강법을 알려줬을 리 만무하다며 스스로를 질책했다. 그는 평생 동안 직장생활을 함께 해오며 거짓된 행동을 한 경우가 없었다. 항상 밝은 얼굴과 맑은 눈동자가 이를 대변해주고 있었다. 나는 흔들리는 마음을 그때그때 추스르며 진동치료법을 첫

체험하려고 노력해 나갔다.

그렇게 시행착오가 이어지는 나날을 그도 인지하고 있었던 것 같다. 내게서 실망감과 그로 인한 안타까움을 확인할 때마다 그는 이런저런 조언을 보태주었다.

"진동치료는 현실의 물질세계에 꽂혀 있는 스위치 코드를 뽑아 비물질, 에너지 세계에 다시 꽂는 겁니다."

"심신 이완이 잘 안되는 게 문젠데, 그럴 때는 의식을 확 죽여버리듯이 용맹스럽게 나가야 해요."

"깊이, 아주 깊게 마음의 심연으로 내려가야 해요. 그래야 그 너머에서 진동이 올라와요."

그의 이런 정성어린 컨설팅이 내 마음에 잘 스며든 덕분이었을까.

나는 진동치료법을 시도한지 21일 만에 마침내 생애 최초로 진동 현상을 경험했다. 희한하게도 병아리가 계란 껍데기를 깨고 나온 것과 같은 기간이 걸렸다.

첫 진동은 뒷머리 오른쪽 아래 부분에서 시작됐다. 마치 벌레가 기어가는 듯한 가녀린 진동이 일어난 것이다. 그 자리는 신경이 고장 난 탓인지, 평소 이런저런 통증이 맴돌곤 했다. 그곳을 치료해주려고 일어난 반응인지, 시원하고 매우 기분 좋게 진동이 일어났다.

그렇게 진동의 처녀지에 첫발을 들인 후 나는 계속 정성을 다해 폐와 어깨, 등판, 머릿속 등 신체 다른 부위에서도 크고 작은 진동들을 일으키는 데 성공했다. 허리와 복부, 다리 등에서도 다양한 양태의 진동이 일어났다. 그리고 마침내 진동이 척추를 따라 오르내리다가 사지와 복부로 번지게 하는 등 전신진동을 달성하는 데도 성공했다.

진동은 나타나는 양상이 어제 다르고 오늘도 같지 않다. 같은 질병을 치료하려 나타나도 증세의 강약에 따라 진동도 강약이 다르다. 매우 묵직하게 등장하는가 하면 가녀리게 지나다니기도 한다. 외적으로 요란하게 발현되는가 하면, 내적으로 부드럽게 움직여 곁에 있는 사람이 눈치채지 못할 수도 있다. 전신에 시냇물 흐르듯 하는가 하면, 장기 등 신체 일부에 국한해서 나타나기도 한다. 또 쿡쿡 찌르거나, 파르르 떨리거나, 전류처럼 지나가는 등 매우 제각각이다. 사람마다 그의 질병을 고쳐주기 위해 안성맞춤 형태로 등장한다는 점이 신기하다.

나는 진동체험을 계속하면서 혹한의 대지에 등장한 따사로운 햇살을 연상했다. 봄 햇살이 비치면 얼음장이 서서히 녹고 갈라져 그 아래로 시냇물이 졸졸 명랑하게 흐른다. 겨우내 얼음장 아래서 꼼짝 못하던 물고기들도 꼬리쳐 놀기 시작하고, 냇가 버들개지와 들꽃들도 기지개를 켠다. 병든 인체는 한겨울 대지에 비유될 수 있다. 굳어 있거나 뭉쳐서 병적 변화가 나타나 있다. 이럴 때 전신을 충분히 이완해 진동을 부르면 막히거나 굳어 있던 부위에 혈액이 돌고, 염증이 빠져 나가며, 굳었거나 뭉쳐 있던 조직이 서서히 풀린다. 이 과정에서 느낄 수 있는 것이 진동 현상이다. 진동은 이렇게 몸안에서 긍정적인 변화와 자율적인 치료가 일어날 때 확인되는 현상이다.

나는 1년 정도 노력해 진동 역량을 끌어 올렸고, 이를 바탕으로 그동안 신체에 오락가락하던 증상들을 많이 완화하거나 치료할 수 있었다. 젊을 때부터 따라다녔으나 명쾌하게 치료하지 못한 노이로제, 간질, 비염, 천식 등의 증세도 이 무렵 진동 연마

덕분에 원천적으로 없앨 수 있었다.

진동치료는 질병만 해결해주는 게 아니다. 젊음과 활력도 가져다준다. 선배 논설위원의 사례가 이를 잘 입증한다.

선배는 50대 중반의 나이인데도 30대로밖에 보이지 않았다. 젊을 때 입사한 뒤로 세월이 거의 흐르지 않은 것을 사람들이 신기해했다. 회사에서 체육대회 등 단체 행사라도 하는 날이면 젊은 직원과 나이든 직원들이 어우러진 가운데 그는 젊은 사람 부류에 속하는 것처럼 비쳤다.

그는 부인과 생체 나이가 현격하게 차이 나 보였다. 언젠가 사석에서 그들 부부와 만난 일이 있다. 그는 청년 같은데 부인은 머리가 희끗희끗하고 피부가 늙어 이미 노년을 향해 달려가고 있었다.

그는 언젠가 부인과 동행해 동사무소에 갔는데, 그때 동사무소 공무원이 그들을 어머니와 아들로 착각했다고 한다. 그 뒤로 부인은 자존심이 상해 남편과 함께 외출하지 않는다고 한다.

그런가 하면 그의 두 딸들은 밖에 나가면 그와 오빠, 여동생 사이로 여겨진다고 하니 그의 생체 시계바늘이 얼마나 많이 거꾸로 돌아갔는지 짐작하고도 남음이 있다.

한번은 신문사 직원이 선배 논설위원과 등산을 한 적 있다. 그 직원은 젊을 때 아마추어 권투선수로도 활약했고, 평소 건강을 위해 마라톤을 즐긴 사람이다. 체력이라면 누구에게도 뒤지지 않는다고 자신한다. 그런 그가, 나이 열 살 더 많은 선배 논설위원의 발길을 따라가느라 혼이 났다고 내게 말했다.

"그 양반 참 대단하데요? 어디서 축지법이라도 배웠나 봐요. 글쎄 산을 날아 올라가듯이 타더라니까요? 난 그 양반 쫓아가느라 가랑이 찢어지는 줄 알았어요. 숨이 어찌나 턱에 차오르던지… ."

나중에 나도 몇 년 더 노력해 진동치료의 고수가 됐다. 그때 비로소 선배가 무슨 연유로 세월이 거꾸로 흐르고, 그렇게 활력이 넘칠 수 있었는지 비로소 깨달을 수 있었다. 나 역시도 질병이 전반적으로 치료됐을 뿐 아니라, 상당 부분 젊음이 돌아와 정력이 상승했고, 신체 전반적으로 활력이 높아진 것을 느낄 수 있었기 때문이다.

나는 몇 년간의 진동 경험을 종합해 이 건강법을 새로이 〈진동요법〉이라 명명하고, 《난치병 다스리는 진동요법》이란 책으로 펴내기도 했다. 전국에서 많은 환자들이 이 책을 읽고 연락해

왔다. 그들을 지도해 진동요법을 터득시킨 덕분에 상당수 사람들이 난치병이나 만성질환의 고통에서 해방될 수 있었다. 체머리 증상을 고친 사례, 척추관협착증을 물리친 사람, 척추추간판탈출증이나 퇴행성무릎관절염을 다스린 환자 등 일일이 다 열거하기 힘들 정도다.

개중에는 대형병원에서 치료를 포기한 환자들도 여럿 있다. 그들은 첨단 의료기술이 아닌데도 그 못지않은 위력이 있는 것에 감탄했고, 돈 한 푼 들이지 않았는데도 놀라운 결과가 나타난 것에 또한 감격했다. 이 책은 그 후 스테디셀러가 돼 지금도 난치병 환자들 사이에 회자되고 있다.

# 오지건강법 & 오행건강법

진동요법에 경도돼 지내던 그 시절, 나는 오지(伍指)건강법과 오행(伍行)건강법도 함께 습득해 건강 증진 수단들로 많이 활용했다. 이 둘은 인체 질병에 대한 접근방식이 진동요법과 차이 나지만, 자연주의가 근간을 이루고 있다는 점은 공통분모를 같이한다.

나는 본래 우주 자연과 연계해 인체 건강을 도모하는 데 관심이 많았으므로, 이들 두 건강법에도 꽤 심취해 있었다. 이들 건강법이야말로 자연을 중시한 조상들의 경험과 지혜가 잘 녹아 있는 것들이란 생각이다.

현대의학은 과학적 분석과 구체적 임상실험 등 실증 연구들을 무수히 쌓아 이룩한 학문이다. 그렇지만 지나치게 세밀한 분석으로 종종 전체를 통찰력 있게 바라보지 못하는 한계를 드러낸다. 인체는 많은 부속품들로 구성된 기계와 다르다. 인체는 모든 부위와 갖가지 기능들이 매우 유기적이며 복합적으로 연결돼 작동하는 생명체이다. 따라서 반드시 전인적으로 관찰하고 그에 따른 해법을 제시하지 않으면 질병을 근원적으로 물리치기 어려울 수 있다.

　수천 년 동안 축적된 경험과 지혜도 또 다른 과학이다. 이는 일종의 경험 과학이라 할 수 있다. 유사 이래 수많은 인간들의 사례를 취합하고 분석해 어떤 공통된 현상을 발견했다면 이 또한 과학적 노력의 결과가 아니고 무엇이겠나. 물론 서구 과학은 한 치의 오차나 오류도 용납하지 않는 정확성이 장점이지만, 이런 동양의 과학은 경우에 따라 두루뭉술해 비과학적이란 비판에 직면하기 쉽다. 하지만 경험 축적을 통한 어떤 핵심적 지혜가 깃들어 있는 것만큼은 분명하다는 게 내 판단이다.

## 오지건강법

오지건강법은 다섯 손가락의 형태로 그 사람의 건강 유무를 감별하는 방법이다. 엄지는 간과 쓸개, 검지는 심장과 소장, 가운데손가락은 비장과 위장, 약지는 폐와 대장, 그리고 새끼손가락은 신장 및 방광과 관련 있다.

오장육부가 건강한 사람은 이 다섯 손가락이 모두 반듯하게 뻗어 있고 예쁘며 힘 있어 보인다. 그러나 손가락이 한쪽 방향으로 휘거나 마디 부위가 들어가 약해 보이는 사람 등은 관련 장기의 건강에 문제가 드러나기 쉽다.

- 엄지의 첫째와 둘째 마디 부위가 초승달 형태로 다소 굽은 경우 간이나 쓸개에 병변이 있을 수 있다. 종종 간경화나 간열, 담낭용종, 담석증 등의 원인이 된다.
- 검지의 첫째와 둘째 마디가 왼쪽이나 오른쪽으로 휘었을 경우 심장 질환 가능성이 있다. 이런 사람은 심근경색증이나 협심증, 고혈압, 심장판막증 등에 시달리기 쉽다.
- 가운데손가락의 첫째와 둘째 마디가 휜 사람은 당뇨병의 덫에 걸리기 쉽다. 이 손가락이 전체적으로 삐뚤빼뚤하면 위장 질환으로 고생할 수 있다.

- 약지의 첫째와 둘째 마디가 굽은 경우 폐 등 호흡기 질환에 노출되기 쉽다. 기흉, 폐결절, 천식 등이 이런 약지 모양과 상당 부분 관련 된다.
- 새끼손가락이 비뚤어진 상태이면 사구체신염, 신우신염, 방광염 등 신장, 방광 관련 질환의 덫에 걸릴 수 있다. 나아가 신장의 하부기관인 요도, 전립샘, 음경, 고환, 질 등에서도 병변이 드러나게 된다.

손가락이 반듯하지 못하고 어긋난 각도를 보이면 그와 관련된 장기의 기 흐름이 정상적으로 이뤄지지 않는다. 선천적으로 그런 한계를 지니고 태어나 관련 장기에서 병변이 생기는 것이다. 이렇게 손가락 상태만으로도 장기를 지배하는 유전자의 건강성을 대체로 확인할 수 있다.

손가락 방향이 반듯하지 않다고 해서 100% 관련 장기에 문제가 초래되는 것은 아니다. 운동이나 섭생 등을 통해 장기를 잘 관리하는 이들은 한평생 별 탈 없이 살 수도 있다. 하지만 손가락 모양이 왜곡되면 그렇게 왜곡된 만큼 관련 장기도 엇나가고, 그에 따라 크고 작은 질환에 시달리는 경향만큼은 분명히 있다.

나부터도 그렇다. 나는 엄지와 검지, 약지, 새끼손가락 등 4개 손가락이 반듯하지 못하다. 특히 검지와 약지의 방향이 많이 비뚤어져 있다. 그렇다 보니 심근경색증(제5장에서 설명)과 고혈압, 중증천식, 비염, 폐결절 등으로 시달렸는지도 모른다. 이들 난치병은 후천적 관리 부족과 환경적 요인 등과도 합세해 드러난 것이겠지만 우선적으로 타고난 바탕이 온전치 못한 것도 주요 원인이 됐음을 부인할 수 없다.

나는 휘어진 엄지 상태로 인해 간 기능이 매우 약했고, 그로 인해 신체 염증이 잘 해소되지 못했으며, 이것이 여러 가지 난치병의 원인이 돼 고생 많은 인생을 살아왔다. 반면 가운데손가락은 반듯하고 튼튼해, 비록 젊어 한때 스트레스로 인한 위십이지장궤양으로 혼난 적 있지만 그 뒤 건강이 돌아와 평생 이것저것 가리지 않고 잘 먹고 지냈으며. 또 위장 등 소화기 계통으로 인한 탈을 거의 겪지 않았다.

위장은 구강, 간은 눈, 폐는 코, 신장은 귀의 건강과 많은 관련을 맺고 있다. 나는 튼튼하게 타고 난 비위 기능 덕분에 치아등 구강 건강도 탁월하다. 반면 눈, 코, 귀 등 다른 이비인후 계통은 이런 저런 질병들로 부대꼈다.

나는 오지건강법에 입각해 다른 환자들의 건강 상태도 많이 살폈다. 새끼손가락이 바깥쪽으로 휜 사람은 신장이 허약했고, 이 경우 신허요통(腎虛腰痛)이란 말도 있듯 허리통증을 달고 다녔다. 가운데손가락이 굽은 사람은 여지없이 당뇨병이나 위장병으로 고생했다. 부모나 조부모도 같은 질병으로 고생하다 사망했다는 얘기를 자주 들었다.

오지건강법은 사람들에게 거의 알려지지 않은 건강법이다. 서울약령시의 일부 숨은 명의들이 이 건강법으로 환자들의 건강을 진단하고 병 치료 근거로 활용하고 있다. 이는 어떤 건강법 못지않게 이치에 맞고 신체 상태가 분명하게 확인돼 나는 요즘도 이를 종종 환자 컨설팅에 활용한다.

---

**Tip**

## 콩팥·요통 환자 많은 라오스

오지건강법은 일정 국가의 국민이나 민족 등과 관련해 특이

한 시사점을 던져주는 경우들이 있다. 동남아시아 라오스 국민이 바로 그런 경우다.

라오스 국민은 몽족과 라오족 등 여러 종족으로 구성돼 있다. 나는 지난 2017년부터 여러 가지 일로 라오스를 드나들며 그곳에 오래 체류했다. 그 기간 동안 그들 국민의 타고난 건강 상태를 오지건강법으로 점검할 기회들이 많았다. 대략 수백 명의 손가락 상태를 점검했을 것으로 추산된다. 그 과정에서 뚜렷한 현상을 한 가지 발견할 수 있었다.

그것은 그들의 70~80%가 콩팥의 문제점을 안고 살아간다는 사실이다. 망진(望診)하노라면 대부분 새끼손가락이 휘어 있는 것을 알 수 있었다. 주로 첫째와 둘째 마디가 구부러져 있었고, 그들을 문진(問診)할 때마다 허리가 아프다거나 콩팥, 쓸개 질환으로 고생한다는 답변이 돌아왔다. 수술로 콩팥을 들어낸 사람들도 상당수 만날 수 있었다.

라오스 국민은 대부분 50대를 전후해 사망한다. 이렇듯 수명이 짧은 이유는 영양 부족과 취약한 의료시설이 주요인이겠지만, 신장이 허(虛)한 것도 한 몫 하는 게 아닌가 하는 생각이 든다. 선천적으로 신장의 기운이 약하면 스태미나가 부족하고 수명도 짧아짐은 이미 의학계에서도 정설로 받아들여지고 있다.

한번은 40대로 보이는 여성이 길가에서 애를 업은 채 과일행상 하는 모습을 본 적 있다. 나이를 물으니 25살이란다. 놀란 눈초리로 다시 훑어보니, 이미 노화가 상당히 진행된 모습 한

쪽에 다소 앳된 표정이 깃들어 있는 것을 알 수 있었다. 그것으로 미뤄 보더라도 그녀의 말이 사실임을 짐작할 수 있었다. 손을 살펴보니 양쪽 새끼손가락이 영락없이 휘어져 있었다.

또 어느 여성은 나이가 고작 20살인데, 벌써 머리카락이 빠지며 얼굴에 주름이 생기기 시작했다. 35살은 족히 넘어 보이는 모습이었고, 역시 새끼손가락들이 정상 각도에서 벗어난 상태였다. 라오스 여성들은 선천적인 신장 기능 약화로 남녀 관계에서 성적 흥분을 못 느끼거나 불감증에 시달리는 경우들이 많다고 한다. 석녀(石女) 취급 받아 파혼당하는 예도 적지 않다. 젊을 때 그저 몇 년간 남녀 관계를 유지하다가 사랑이 식어 평생 혼자 지내는 이들이 수두룩하다. 그들 사이에 태어난 아이는 주로 편모나 조부모 슬하에서 자란다. 딸이 낳은 사생아를 자신의 호적에 자식으로 올린 경우들도 봤다. 딸이 다시 좋은 남자 만나 시집가길 바라는 마음에서 그러는 것이란 얘길 듣고 가슴이 저렸다.

라오스가 국가 차원에서 국민의 콩팥 질환 대책을 전격적으로 마련할 필요성이 있지 않나 하는 생각이 든다. 건강뿐 아니라 수명 연장과 국민의 행복 증진을 위해 누군가 발 벗고 나섰으면 하는 바람이다.

## 오행건강법

오행건강법은 오지건강법과 다소 다르지만 유사성도 있다. 오지건강법은 해당 손가락의 왜곡 정도로 관련 장기의 기 흐름 왜곡을 유추해 병변의 강약을 관측한다. 이와 달리 오행건강법은 오행에 해당하는 장기의 에너지가 어느 정도 강한가에 따라 관련 장기의 건강성 정도를 측정하는 수단이 된다.

오행건강법은 목화토금수(木火土金水) 오행의 상생상극 원리를 바탕으로 건강 상태를 확인하는 방법이다. 인체도 우주의 행성처럼 작은 별이며, 자연계의 일부다. 타고난 목화토금수의 강약에 따라 우리의 건강이 결정된다.

요즘 SNS가 발달하면서 사람별로 자신의 오행이 각각 어느 정도의 힘을 지니고 있는지 측정할 수 있는, 과학적이고 신뢰할 만한 앱(APP)들이 다양하게 개발돼 나와 있다. 명리학의 방법으로 태어난 연월일시를 대입하면 그 앱이 그 사람의 오행과 관련한 강약 상태를 막대그래프로 보여준다. 출생 연월일시는 몸이란 작은 별이 모체에서 분리돼 스스로 성주괴공(成住壞空)의 정해진 삶을 처음 출발한 시점이다. 따라서 오행건강법은 이렇게 시작 단계에서 생의 상당 부분이 이미 결정돼 나온다는 예정조화론적 철학에 기반한다.

오행의 막대그래프는 오행이 높이의 균형을 이루는 것이 가장 이상적인 건강 상태를 보여주게 된다. 그렇지 않고 어느 한두 개의 막대그래프가 평균보다 높거나 다른 막대그래프들이 낮으면 관련 장기의 에너지가 과잉 또는 과소 상태여서 그만큼 그 장기로 인한 건강 문제가 노출될 수 있다.

- 목(木)의 막대그래프가 평균보다 높으면 그만큼 간, 쓸개 기능이 강하고 반대로 낮으면 간, 쓸개 기능이 약하다. 목의 높이가 낮으면 해독이 어려워 몸안에 염증이 돌기 쉽고 각종 간, 쓸개 관련 질환에 노출되기 쉽다.

- 화(火)의 막대그래프가 평균보다 높으면 심장이 튼튼하다. 반대로 낮으면 심장이 약해 각종 심장질환, 뇌혈관질환 등에 사로잡힐 수 있다. 소장의 영양소 흡수 기능도 떨어진다.

- 토(土)의 막대그래프가 평균치를 웃돌면 위장, 췌장이 튼튼해 소화력이 뛰어나고 당뇨병에 걸릴 가능성이 낮아진다. 반면 이 그래프가 평균을 밑돌면 위장, 십이지장, 췌장 관련 질환에 노출되기 쉽다.

- 금(金)의 막대그래프가 평균보다 높으면 폐와 대장 기능이

튼튼하다. 반면 낮으면 각종 폐질환, 대장 질환에 시달릴 수 있다. 면역력을 주관하는 대장의 기능 약화로 전신에 좋지 않은 영향을 미칠 수도 있다.

- 수(水)의 막대그래프가 평균치를 상회하면 신장, 방광 기능이 좋다. 반면 평균치를 하회하면 신장, 방광이 이런저런 질환에 시달릴 수 있다.

음식으로 치면 목은 신맛, 화는 쓴맛, 토는 단맛, 금은 매운맛, 그리고 수는 짠맛이다.

어느 한쪽 막대그래프가 지나치게 높으면 그 맛을 먹지 않아도 그 맛과 관련된 에너지가 넘쳐난다. 또 평소 그 맛을 즐기는 습관이 몸에 배어 자기도 모르게 관련 장기의 기운이 너무 강해지는 것이다. 이럴 경우 관련된 맛을 일부러 적게 취해 해당 그래프를 낮추고, 관련 장기의 기능을 정상화할 수 있다. 이렇게 맛 에너지를 통해 불규칙한 장기의 상태를 인위적으로 대충 고르게 할 수 있다. 그러면 신체 건강이 상당히 좋아지는 것을 느끼게 된다.

내 경우 막대그래프가 목은 거의 없는 것으로 나오고, 화는 평균치보다 낮으며, 토는 무척 높게 나타난다. 이는 오지건강법의 분석과도 일치하는 결과다. 물론 오지건강법의 내용이 오행건강법 내용과 반드시 같게 나오지는 않지만, 비슷한 경향으로 나오는 경우가 대부분이다.

따라서 먼저 오지건강법으로 신체 상태를 알아내고, 오행건강법으로 이를 검증하는 방식으로 운용하면 좋다. 미세한 별인 인체의 타고난 건강 상태를 객관적으로 확인해 음식을 바꾸고 건강식품을 챙겨먹는 등 이런저런 대책을 세워 건강을 증진할 수 있다.

나는 신맛 음식을 일부러 챙겨 먹어 부족한 목의 기운을 증진하고, 쓴맛도 일부러 밥상에 많이 올려 화의 기운을 보충해 주었다. 또 단맛을 줄여 기세가 너무 강한 토를 약화하는 노력을 기울였다. 그 결과 들쭉날쭉해 신체를 파행으로 몰고 가던 오행의 돌발행동을 일정 부분 통제할 수 있었다. 그렇지만 이것만으로는 모든 문제가 다 해결되지 않아 난치병들은 유해동물처럼 계속 내 주위를 맴돌았다.

# 신체 치료의 종결자, 자율치료법

　나는 환자들을 상대로 진동요법을 전수하다가 이를 좀더 체
계적이고 종합적인 치료법으로 확대 개편하면 좋겠다고 생각하
기에 이르렀다. 그래서 몇 년간 고민한 끝에 결론에 이른 것이 〈
자율치료법〉이다. 자율치료법은 2023년에 비로소 완성했는데,
예전 진동요법을 현대 정신의학과 일정 부분 융합해 새롭게 탄
생시킨 것이 특징이다.

　자율치료법은 독일 의사 요하네스 슐츠(Johannes Schultz) 박
사의 자율훈련법(Autogenic Training)을 기본 토대로 한다. 자율
훈련법은 자신의 신체에 무거운 느낌(중감·heaviness sensation)

과 따스한 느낌(온감·warmth sensation)을 유도하는 것을 골자로 한다. 이를 통해 신체적, 생리적 긴장을 완화함으로써 높은 각성의 교감신경적 반응이 낮은 각성의 부교감신경적 반응으로 대체되게 한다. 이런 과정을 거쳐 신체에 평화와 안정이 깃들이게 해 건강을 증진하는 심리요법이다.

슐츠박사는 이 요법에 '아우토게닉'과 '트레이닝'이란 용어를 갖다 붙였다. 이는 자연 발생적으로 일어나는 훈련법이란 의미다. 내면에서 중감과 온감이 자연스럽게 올라오도록 하는 훈련법이란 얘기일 것이다. 이 방법은 정신의학 영역에서 스트레스 등을 해소해 이로 인한 정신 신경증적 질환을 다스리는 데 중요한 역할을 하는 것으로 인정돼 왔다.

그러나 이는 신체 질병을 본격적으로 다스리는 데는 한계를 나타낸다. 왜냐하면 이 방법에는 진동에 관한 설명이 나오지 않기 때문이다. 내 생각으로는 진동을 적절히 잘 일으켜 이를 치료 수단으로 전격적으로 활용할 수 있어야 신체 치료에 가속도가 붙는다. 슐츠 박사는 여기까지 이르지 못했기 때문에 스스로도 이 방법에 대해 치료(therapy)란 개념 대신 트레이닝(training)이란 용어를 갖다 붙인 것으로 보인다.

나의 자율치료법은 진동을 주축으로 하여 슐츠 박사와 같이 중감과 온감까지 치료 수단으로 이용하는 내용을 골자로 한다. 이렇게 진동, 중감, 온감 등을 전격적으로 불러 일으켜 사용하면 통증과 노폐물 등을 시원스럽게 밀어내 많은 신체 질환을 다스릴 수 있다. 난치병과 중증질환들도 증상을 완화하거나 치료하는 게 가능하다. 그래서 나는 이 치료법에 대해 내면에서 자율적으로 행해지는 방법이란 의미로 영명도 〈Autonomous Therapy〉라 붙였다.

그렇다고 해서 자율치료법이 만병통치약은 아니다. 이 치료법은 현대의학의 뛰어난 외과 수술이나 효능 우수한 항생제의 역할을 대신할 수 없다. 각종 유전성질환이나 희귀질환도 치료에 한계를 드러낸다. 그러나 현대의학이 명쾌한 해법을 잘 제시하지 못하는 각종 만성질환, 비전염성질환과 난치병에 우수한 효과를 나타내는 경우가 많다. 나부터 이 치료법으로 그동안 끈질기게 따라다니던 중증질환과 난치병들을 대부분 다스릴 수 있었으며, 내게 구원의 손길을 뻗친 많은 환자들에게도 비슷한 결과를 안겨 줄 수 있었음을 밝힌다.

질병은 병원 치료를 기본으로 하더라도 스스로 내면에서 자율적으로 고치는 이같은 방법이 병행될 때 온전한 치료 결과를 도출할 수 있다고 믿는다. 그런 면에서 자율치료야말로 신체 치료의 종결자라고 나는 자신 있게 말할 수 있다. 여기서 독자 여러분의 궁금증을 덜어드리기 위해 자율치료 실천 6단계 과정을 소개해 본다. 이는 내 책《기적의 마음 의술 자율치료법》에 수록된 내용인데 여기에 간략하게 인용한다.

## 자율치료 실천 6단계

### STEP 1 - 준비

- 홀로 침대나 편평한 바닥에 눕거나, 조용히 의자에 앉는다.
- 단추와 지퍼, 허리띠 등을 풀어 옷이 몸을 조이지 않게 한다.
- 주위의 방해될 만한 것들도 치워, 마치 둥지처럼 아늑한 공간에 평화로이 남겨진 것 같은 상황을 연출한다.
- 기혈의 원활한 순환을 위해 가능한 한 몸을 반듯이 한다.
- 사지가 잘 풀린 상태로 느긋하고 안정되게 누운 자세가 많

이 권장된다.

그런 상태에서

- 허리를 스트레칭 하듯 쭉 펴준다.
- 평소 경직되기 쉬운 목과 어깨를 느슨하게 풀어주고, 팔다리도 더 축 늘어뜨린다.
- 전신의 관절을 이리저리 꺾어 유연하게 만든다.

이와 같이 준비 자세만 잘 갖춰도 자율적 치료가 일부 저절로 실행될 수 있다. 질병의 원인인 스트레스와 긴장감 등이 어느 정도 해소되기 때문이다.

※ 만복(滿腹)보다는 속이 약간 비워진 상태가 좋다. 소변도 충분히 배출해 몸을 가볍게 만든다.

## STEP 2 - 심신 이완

현실과 작별하고 내면으로 깊이 들어간다. 잠자리에서 하루를 마감하고 고요히 잠을 청할 때와도 같이 의식을 최대한 가라앉히면 된다. 마치 병원에서 마취제 주사를 맞았을 때처럼 전신이 먹먹해지도록 의식을 약화하고 긴장감을 최대한 날려버린다.

- 뇌의 힘을 빼 머릿속을 진공 상태로 만든다.
- 심장이 매우 편안하게 안정된 상태에서 맥박이 본래의 리듬 대로 적절히 뛰게 방임한다.
- 호흡도 방임해, 숨을 쉰다는 느낌을 갖지 못할 만큼 호흡기를 이완한다.
- 복부도 전반적으로 힘을 빼어, 매우 편안한 상태가 되게 한다.

이렇게 신체를 조율한 상태에서 다음과 같은 작업에 들어간다.

- 고무풍선 바람 빼듯 몸의 힘을 뺀다.
- 자동차의 시동을 끄듯 내 몸에 걸린 시동을 끈다.
- 깊은 물속에 가라앉은 것처럼 한다.
- 나를 우주 대자연의 품에 맡긴다. 나를 키워 낸 우주의 태(胎) 속으로 돌아 들어가 따스한 양수에 몸을 적신 것 같은 느낌을 갖는다. 겸허한 자세로 자신을 낮추고 '하늘의 병상'에 몸을 눕힌 것처럼 한다. 이렇게 하면 심신이 최고 수준으로 풀어 헤쳐진다.

충분한 심신 이완은 자율치료의 목적 달성을 위해 필수적으로 통과해야 하는 관문이다.

※ 심신 이완은 높은 수준의 임계치(臨界値)를 지나가야 한다. 즉, 어떤 고갯마루를 넘어서야 한다. 그러지 않고는 STEP 4 의 치료 반응을 이끌어 낼 수 없다.

※ 심신 이완이 잘 안될 경우 새벽 시간대를 활용해본다. 새벽녘 잠에서 깨어난 순간은 심신 이완이 고도로 잘 된 상태이다. 몸이 노곤해 좀더 자고 싶은 그 순간, 몽롱한 의식 상태로 STEP 3~6의 과정을 진행시키면 좋은 결과를 유도할 수 있다.

## STEP 3 - 병소(病巢) 탐색

'마음의 눈' (eye of mind)으로 조용히 몸속을 관조한다. 몽롱하게 이완된 의식을 바탕으로 신체의 문제점들을 찾아 내면(內面) 여행을 하는 것이다. 컴컴한 동굴 속을 탐조등을 비추며 걸어 들어가듯이, 마음의 시선을 쭉쭉 보내 몸 구석구석을 살핀다. 이 과정에서 병적 변화가 일어난 생체 조직들을 찾아낸다.

- 혈류가 정체돼 노폐물이 쌓인 곳
- 경직된 곳
- 뭉친 곳

- 뒤틀린 곳

- 통증 어린 곳

- 축 처진 부위

등을 샅샅이 알아낸다. 이들이 바로 자율치료법으로 대응해줘야 할 병소(病巢)들이요, 질병의 실체들이다. 이렇게 마음의 탐색을 통해 질병이 도사리고 있는 육체 부위를 최대한 자세히 부각하는 것은 자율치료법의 성공적 실천을 위해 매우 중요하다.

### STEP 4 - 치료 반응 유도

확인된 병변 부위를 치료하기 위해 치유 수단을 유도한다. 이를 위해 병변 부위에 마음의 볼록렌즈를 갖다 대고 이를 확대해 잘 드러낸다. 이는 마음의 서치라이트를 가까이 가져다 비추는 것과도 같다. 온전한 몰입 상황에서 지극정성으로 이렇게만 하고 있어도 일정 시간이 지나면 병변 부위에서 어떤 치료 반응이 일어난다.

치료 반응은 대개 다음 3가지 중 하나이다.

- 온감(溫感) : 따뜻한 느낌이다. 이는 이완이 달성되면서 막혀 있던 자리에서 무언가 소통이 일어나기 시작했다는 신호

이다. 마치 겨우내 얼어 있던 얼음장이 봄 햇살에 녹아 시냇물이 명랑하게 흐르기 시작한 것에 비유할 수 있다.

- 중감(重感) : 묵직한 느낌이다. 이는 근육이 충분히 이완되고 혈액이 상당히 많은 양 이동할 때 감지되는 현상이다.

- 진동(振動) : 크고 작은 바이브레이션이다. 얼음덩이가 녹아 갈라지고 떨어지듯, 깊은 이완으로 긴장감이 밀려나고 굳어 있던 조직이 유연하게 풀리는 과정에서 느껴지는 현상이다.

이들 치료 반응들은 각종 질병을 물리치게 도와주는 대표적인 치료 수단들이다.

※ 자기 암시 : 마음의 볼록렌즈로 정성껏 잘 비추고만 있어도 이들 치료 반응들이 자연스럽게 올라오지만, 사람에 따라 그렇지 못한 경우도 발생할 수 있다.

이럴 때는 자기 암시가 도움이 된다. 이는 병변 부위를 마음의 시선으로 집중해 응시하며 치유 반응의 상상을 갖다 붙이는 것이다.

간절한 상상은 그대로 현실이 된다. 이는 우리 뇌가 주인의 상상을 현실로 받아들여 작용하기 때문이다. 주인이 온감, 중감, 진동 등을 상상하면 뇌는 순간 이와 관련한 호르몬과 신경전달물질을 관련 부위로 보내 상상이 현실화하도록 돕는다.

이렇게 해서 치료 반응들이 확실히 올라오면 본격적인 자율치료 단계로 넘어간다.


## STEP 5 - 자율치료

본격적인 질병 치료에 앞서 치료 수단들을 점점 더 온양(溫養)해 꾸역꾸역 올라오게 한다. 당사자는 치료 반응들이 처음 올라오는 순간부터 이것이야말로 간절히 기다리던 귀한 손님들이었음을 직감하게 된다.

사실 온감, 중감, 진동 등은 이들이 등장하는 시점부터 몸이 반가워한다. 지긋지긋하던 질병을 물리쳐주려고 등장한 전사(戰士)들임을 알기 때문이다.

온양 : 이들 전사가 질병을 제대로 물리칠 수 있기 위해서는 그만큼 힘이 커져야 한다. 그래서 온양 과정이 필요하다. 귀빈을 맞이해 지극정성을 다하면 그 손님은 나를 보호해주려는 용병으로 변신한다. 이렇게 하여 용병의 힘을 점점 키워 나가면 그 힘에 밀려 질병이 세력을 잃는다.

용병들의 양태는 다음과 같다.

- 따뜻한 느낌

- 묵직한 느낌

- 꽉 잡아주는 기운

- 잔잔하게 기분 좋은 자극

- 꾹꾹 눌러주는 현상

- 찌르는 느낌

- 꼼지락거리는 느낌

- 행복한 느낌

- 기타 다양한 진동 현상들

본격 자율치료 : 더 적극적인 방법은 온감, 중감, 진동 등 3가지 치료 수단들을 바탕으로 본격적인 질병 퇴치 작업을 하는 것이다. 이들의 힘으로 다음의 결과를 얻을 수 있다.

- 체내 만성 염증 등 노폐물을 밀어낼 수 있다.

- 봇도랑 뚫듯 막히거나 굳어진 부위를 뚫을 수 있다.

- 뭉친 부위를 부드럽게 풀어줄 수 있다.

- 통증을 달래어 내보낼 수 있다.

- 피로물질도 체외로 배출할 수 있다.

- 냉랭한 부위에 온기가 충만하게 할 수 있다.

- 나사 풀린 듯 늘어지거나 흐트러진 부위를 탱탱하게 조여 줄 수 있다.
- 부조화와 무질서를 밀어내고 조화와 균형을 되찾을 수 있다.

몸속 병반 부위에서 이와 같은 작업을 실천한다. 여러 군데의 병소를 한 묶음으로 묶어 동시다발적으로 대처할 수도 있다.

궁극적으로는 정수리부터 목과 척추를 거쳐 오장육부와 사지, 그리고 발가락 끝까지 자율치료를 실천한다. 이와 같은 과정에서 전신이 뚫려 혈행이 선순환되면서 묵은 병증이 썰물처럼 빠져나가고 환희심이 일어나기도 한다. 자율치료가 정점에 달하는 순간이다.

## STEP 6 - 마무리

신체 치료 작업이 어지간히 진행되어 효과를 얻은 것으로 판단될 때 온몸의 관절을 돌려주고 전신을 스트레칭 한다.

이 과정에서 마지막까지 남아 있던 탁기가 트림이나 방귀, 가래 등의 형태로 빠져 나가며, 관절에서 우두둑 소리가 들리기도 한다.

이렇게 하여 자율치료를 마치고 현실로 돌아오면 어느덧 병증과 통증은 가라앉고 몸이 새털처럼 가벼워져 있는 것을 발견하게 된다.

'하늘 치료'에 대한 감사함으로 겸허해지고, 고마움으로 미소가 감도는 순간이다.

병증이 가벼운 사람은 이와 같은 자율치료 과정 마무리로 건강을 되찾아 조화로운 신체를 유지할 수 있다.

그러나 중증 질환이나 난치병 환자는 한두 차례의 자율치료만으로 건강한 신체를 되찾기 어렵다. 생체 조직에 병반(病斑)이 고질적으로 침착해 이를 원천적으로 고치는 데 한계가 있기 때문이다. 근육, 뼈, 혈관, 인대, 힘줄 등의 병든 세포를 수리하고 죽은 세포를 새로운 세포로 교체해 건강한 신체로 만들기 위해서는 상당한 기간 동안 자율치료를 반복적으로 실천해야 한다.

그러므로 전신의 건강이 최대한 복구될 때까지 자율치료에 정성을 들일 필요가 있다. 이것이야말로 병원에 가지 않고도 내 몸을 건강한 신체로 신생(新生)하게 할 수 있는 최고의 방법이다.

※ 초보자들은 이상의 6단계를 차례대로 밟아 나가는 것이

좋지만, 나중에 이 치료법에 익숙해지면 6단계 중 STEP 1~4의 과정을 불과 몇 분 만에 거의 동시에 진행할 수 있게 된다.

※ STEP 5에서는, 수련자의 병세와 그날의 컨디션 등에 따라, 짧게는 몇 분에서 길게는 몇 시간씩 머물 수 있다. 치료 효과 등을 내면으로 확인하면서 원하는 시간만큼 자율치료를 적용해 소기의 성과를 거두면 된다.

자율치료 6단계를 실천하는 과정에서 신체에 나타나는 3가지 치료 반응들은 대체로 다음과 같은 양태를 드러낸다.

온감(溫感)
- 가벼운 전류가 흐르는 느낌.
- 실지렁이나 날벌레가 기어가는 것 같음.
- 간질간질한 느낌.
- 복부에 들어차는 따뜻한 기운.
- 뜨거운 기운이 자궁을 거쳐 다리로 내려간다.
- 간질간질하지만 기분 좋은 느낌.

- 무언가가 몸 안팎을 뜨뜻하게 마사지해주는 기분.

## 중감(重感)
- 큰 덩어리로 다가오는 압박감.
- 다리나 팔이 고무풍선처럼 빵빵하게 부풀어 오르는 느낌.
- 혈액이 무지근하게 휙휙 도는 느낌.
- 전신 혹은 부분을 육중하게 잡아주는 힘.
- 어떤 기분 좋은 에너지에 축축하게 젖어드는 느낌.
- 복부에서 묵직하며 기분 좋게 일어나는 정장(整腸) 작용.
- 장침을 놓을 때처럼 몸속을 깊게 찌르는 작용.
- 맥이 풀린 부위를 탱탱하게 잡아주는 반응.

## 진동(振動)
- 뇌 근육이 숨 쉬듯 꼬무락거리는 반응.
- 행복감과 함께 신체 여기저기가 조몰락거리는 현상.
- 항문이 수축과 이완을 반복한다.
- 복부가 꿈틀거리거나 크게 부풀어 오른다.
- 어깨가 뒤로 꺾이거나 들썩이고, 가슴이 시원스럽게 벌어진

다.

- 목이 길게 잡아당겨지거나 좌우로 꺾인다.
- 누운 자세에서 허리가 역(逆) 브이(V)자로 꺾이거나 스트레칭하듯 쭉 펴진다.
- 다리가 갑자기 번쩍 올라간다.
- 엉덩이가 좌우로 들썩거린다.
- 온몸이 사시나무 떨듯 한다.
- 한쪽 팔이 원을 그리며 저절로 돌아가거나, 양팔을 정신없이 턴다.
- 입은 옷이 출렁거릴 정도로 뼛속 깊은 곳에서 진동이 올라온다.
- 진동 모드의 휴대전화가 울릴 때와 유사한 반응.
- 머리에서 발까지 시냇물처럼, 혹은 파도처럼 흐르는 파동.

이들 외에도 행복감, 환희심, 찌르는 느낌 등 다양한 양태의 반응들이 올라올 수 있다. 이들 신체 반응은 사람마다, 환자마다 제각각이다. 그리고 그 사람의 그날 컨디션이나 병세, 주위 환경 등에 따라서도 다양하게 나타난다. 그러한 반응을 주위 사람들이 눈으로 확인할 수 있지만, 겉으로는 표현되지 않고 내면에서 잔잔히 출현하는 현상들도 있다.

이런 반응들은 당사자의 건강을 최적의 상태로 끌어올리기 위해 저절로 생겨나는, 매우 자율적인 현상들이다. 사람마다 그때그때 양상은 서로 달라도 육체를 조화롭게 재정비하기 위해 맞춤 형태로 다가온다는 사실이 신기하다.

이 같은 일을 몇 번 체험하고 나면 이 우주 자연 속에는 유기체가 조화와 질서에서 이탈했을 때 이를 정상적인 위치로 돌려놓는, 보이지 않는 치유의 손길(invisible healing hand)이 있음을 깨닫고 고개를 끄덕이게 된다.

# 자율치료의 효과를 높이는 방법

첫째, 병증 있는 부위를 대상으로 자율치료 반응을 유도한다.

통증이 있거나, 굳어져 있거나, 순환이 막힌 부위, 축 늘어진 곳 등을 대상을 실시한다. 피로감이 몰려 있는 곳, 숙취가 감도는 장기 등도 대상이다. 이렇게 정상에서 벗어나 병증이나 부조화가 몰려 있는 부위를 대상으로 작업하면 치료 반응이 빨리, 그리고 세게 일어날 수 있다.

둘째, 중추신경(뇌신경 및 척수신경)을 대상으로 실시하는 것도 좋다.

중추신경은 인체의 지휘부에 해당하므로 척추뼈를 따라 묵직하게 오르내리며 작업하는 습관을 들이면 치료 효과가 배가된다. 중추신경을 충분히 다스린 뒤 전신으로 작업을

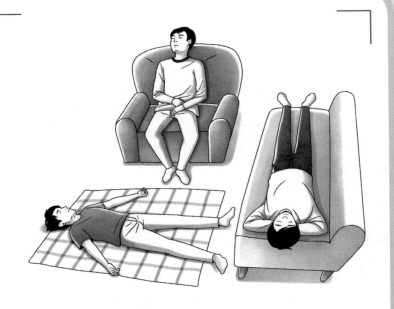

확산시키면 몸 전체를 동시다발적으로 치료할 수 있다.

셋째, 전신 이완을 충분히 해주어야 한다.

이완을 제대로 달성하지 못하면 자율치료 반응을 이끌어 낼 수 없다. 마음이 몸을 완전히 놓아버리는 방법으로 이완의 임계치를 넘어가야 한다. 마취제를 주사 받았을 때처럼 몸을 매우 몽롱하고 노곤한 상태로 만들어야 그 너머에서 치료 반응들이 올라온다.

넷째, 신체 이완이 잘 안될 때는 새벽 시간대를 활용해 본다. 새벽에 잠에서 살포시 깨어난 순간은 전신 이완이 자동적으로 잘 돼 있는 시간대이다. 그때 흐릿한 의식을 그대로 유지하면서 병증이나 통증 어린 부위에 치료 반응을 유도하면 효과가 빠르게 나타날 수 있다.

다섯째, 평평한 바닥에 누워 전신을 스트레칭하듯 쭉 펴주고 목, 어깨와 팔다리를 축 늘어뜨려 몸을 하늘의 품에 깊숙이 맡긴 자세로 작업에 임한다.

여섯째, 치료 목표 부위에 탐조등을 비추듯 '마음의 눈(몽롱한 의식)'을 접목한다.

이 상태에서 치료 반응들이 올라오기를 절실히 기다린다.

일곱째, 치료 반응들이 잘 올라오지 않으면 심상법(心像法)으로 유도한다.

우리 뇌는 현실과 상상을 잘 구분하지 못한다. 따라서 목표 부위에 진동이나 온감, 중감 등이 출현하기를 간절히 상상하면 그 상상이 현실에서 그대로 실현된다.

이상과 같이 하여 진동, 온감, 중감 등의 치료 반응들을 유도하고 이들을 무기 삼아 작업하면 몸안의 탁기와 나쁜 물질들이 빠져 나가고 기혈이 왕성하게 돌아 대부분의 난치병과 만성질환, 중증 질환 등을 원만하게 다스릴 수 있다.

이는 '하늘병원'에 들어가 조화로운 치료를 하고 돌아 나오는 것과 같다.

# 날마다 '불로초'를 한 뿌리씩 먹는 법

날마다 내 몸 60조개의 세포를 생기 충만하게 만들 수 있는 방법이 있다. 아침마다 '불로초'를 한 뿌리씩 먹는 것이다. 불로초는 먹으면 늙지 않는다고 하는 풀이다. 선경(仙境)에 자라는 식물로 믿어 왔으며, 중국 진시황이 전 세계에 약초꾼들을 보내 찾으려 했던 것으로 유명하다. 진시황은 불로초를 만나지 못한 채 일찍 죽었다.

불로초는 바깥 세상에 있는 게 아니라 내 안에 있다. 몸안의 '자동 회복 기능'이 바로 불로초와 다름없다고 생각한다. 태초에 하느님이 인간을 설계할 때 병이 나거나 피곤하면 이를 스스로 해결할 수 있는 기능을 고도의 소프트웨어 형태로 몸에 넣어 주셨다. 심신을 충분히 이완하고 겸손한 마음으로 기다리면 이 기능이 작동한다. 이를 바탕으로 질병의 증상을 완화하거나 안 티 에이징(anti-aging)을 가능케 할 수 있다.

불로초 효과가 나타나게 하기 위해서는 심신을 매우 높은 수 준으로 이완해야 한다. 조용한 곳에서 평평한 바닥에 몸을 뉘고 고무풍선 바람 빼듯, 혹은 자동차의 시동 끄듯 신체의 힘과 긴 장감을 몰아낸다. 이를 통해 기독교인이라면 하느님 품에, 일반 인이라면 우주 대자연의 품에 나를 온전히 맡기는 자세를 취한 다. 이른바 범아일여(梵我一如) 상태가 되게 하는 것이다.

이때 병증이 도사려 있거나 피로가 몰려 있는 신체 부위를 '마음의 눈(eye of mind)'으로 바라보면 효과가 배가될 수 있다. 서치라이트 비추듯 문제 부위를 비춰 드러내며 하늘에 '여기가 아픕니다. 이곳을 고쳐주세요'라고 비는 듯한 자세를 취하는 것 도 좋다. 이렇게 하다 보면 몸 여기저기에서 꼼지락거리거나 바 르르 떨리는 현상이 나타날 수 있다. 묵직한 느낌이 밀려들거나 따스한 느낌이 스쳐 지나갈 수도 있다. 사람에 따라서, 그리고 그들의 신체 상태에 따라 나타나는 양상은 제각각이다. 늙어 병든 사람에게는 강하게, 건강한 이에게는 부드럽고 잔잔하게 다가온다.

이런 신체 반응은 자율적으로 일어나는 치유 에너지요, 안티에이징 현상이다. 이는 꼬이거나, 막히거나, 뭉쳐 있던 신체 부위가 풀리며 기혈(氣血)이 선순환되기 시작했음을 말해준다. 피가 원활히 돌면 염증과 활성산소가 빠져 나가고 영양분과 산소와 각종 호르몬이 공급돼 세포가 활력을 얻는다. 나아가 혈액을 따라 줄기세포가 이동해 늙어 병들거나 죽은 세포를 대체하는 등 신체 재건축이 촉진된다. 이렇게 하여 근육, 인대, 힘줄, 뼈, 신경, 피부 등의 세포가 활력을 얻거나 재생되면 신체가 전반적으로 신생(新生)을 하게 된다. 자동 회복 기능을 통해 인체 노화 시계바늘이 거꾸로 돌기 시작했음을 말해주는 결과다.

불로초 효과를 얻기 위해서는 이완을 제대로 달성해야 한다. 이완의 임계치(臨界値)를 넘어가야 하는 것이다. 이완을 달성한다 하면서 잡생각에 사로잡혀 그 고갯마루를 넘지 못하는 이들이 많다. 그런 이들은 아침 시간대를 활용하면 좋다. 잠에서 깨어 의식이 일부 돌아온 순간은 정신이 몽롱하고 전신이 물먹은 솜처럼 처져 있다. 아직 잠에 취해 있는 이때야말로 이완이 거의 100% 잘 달성된 순간이다. 이때 흐릿한 의식을 피로가 엉켜 있거나 뭔가 개운치 않은 부위에 접목하면 이런저런 자율치료 반응들이 올라온다. 그런 반응들을 암탉이 알 품듯 온양(溫養)해 키운 뒤 전신을 스트레칭하거나 꺾어주면 탁기가 밀려 나가며 신체에 활력이 감돈다. 이를 반복하면 아침마다 불로초를 한 뿌리씩 먹는 것과 같아져 텔로미어(telomere) 길이가 늘어나고 세월이 거꾸로 흐르는 듯한 경험을 할 수 있다.

독일 의사 요하네스 슐츠(Johannes H. Schultz) 박사는 100여 년 전 이 같은 사실을 발견해 그 내용을 '자율훈련법'이란 책에 담았다. 서구의 많은 심신통합의학 관계자들이 이를 발전시켜 왔고 실제 병원에서도 환자에게 이 건강법을 적용하고 있지만 우리나라는 이에 관한 움직임이 미미해 안타깝다. 날마다 불로초를 한 뿌리씩 먹어 건강과 젊음을 되찾을 것을 권하고자 한다.

# 귀신 소동과 유체이탈

## 귀신 소동

나는 자율치료를 꾸준히 지속해 왔다. 질병을 고치기에 최상의 방법이란 판단이 들었기 때문이다. 낮이고 밤이고 시간 날 때면 자율치료를 즐겼다. 잠자리에서는 물론이고 일할 때나 자동차 운전할 때, 혹은 길거리를 걸어 다닐 때도 몸에 자율치료 반응을 일으켜, 그것이 가져다주는 치료 반응과 신선하고 행복한 느낌을 즐겼다. 길을 걷는 것은 다리가 하는 것이므로 상체와 머리에 자율치료 반응을 일으킬 수 있다. 운전할 때도 운전대를 좌우로 돌려가며 내면에 자율치료를 유도해 그것이 가져오는 긍정적 효과를 누리면 된다.

이렇게 자율치료에 흠씬 젖어 살던 어느 날, 내게 불가사의한 사건이 벌어졌다. 서울 시내에서 몇몇 사람들과 저녁 식사를 하고 귀가하던 길이었다. 경기도 화성의 아파트에 도착해 지하 차고를 거쳐서 엘리베이터로 향하는데, 갑자기 웬 여자가 내 옆에 스르륵 나타난 게 아닌가.

그 시각은 새벽 2시경이었다. 나는 그렇게 엘리베이터로 향하면서도 내면으로 자율치료 반응을 일으켜 그것이 가져오는 즐거움과 일종의 환희심에 푹 젖어 있었다.

나는 몽롱하게 기분 좋은 자율치료 상태를 유지하면서도 그 여자의 출현이 다소 뜻밖이어서 낮은 목소리로 물었다.

"어, 여기까지 웬일이세요?"

그녀는 아무 대답 없이 나와 보조를 맞춰 함께 엘리베이터 방향으로 미끄러지듯 걸었다.

그녀는 나의 어떤 지인이었다. 나는 내면의 에너지 교류를 통해 그녀가 전혀 낯선 사람이 아니란 것을 느낄 수 있었다. 그런데 그녀는 자기 얼굴을 내게 드러내지 않고 그렇게 앞만 보고 걸었다. 나는 어쨌든 반가움에 그녀의 허리춤을 살짝 당기는 듯한 자세로 그녀를 길 안내해 엘리베이터 쪽으로 계속 향했다.

그녀는 여전히 아무 말 없이 미끄러지듯 내 옆에서 걸어왔다. 파마를 한 머리카락은 단발머리 형태였고, 군청색 바바리코트 같은 옷을 희미하게 걸치고 있었다.

"어쨌든 여기까지 왔으니까 집에 들어가서 차라도 한잔 하고 가세요."

내가 권했고, 그녀는 역시 묵묵부답이었다.

엘리베이터 앞에 도달해 문이 열리자 우리는 얼른 승차했다. 나는 23층에 살고 있었으므로 버튼으로 다가가 그 번호를 누른 뒤 뒤로 한 걸음 물러났다.

무척 놀랍고 으스스한 상황은 바로 그 다음 순간 벌어졌다. 그녀가 나와 버튼 사이로 들어와 나를 쳐다보는데, 희한하게도 이목구비가 불분명한 여성이 아닌가.

나는 소스라치듯 놀라 다리가 후들거렸다. 그녀의 눈코입귀는 얼굴에 있기는 한 듯한데 희미하게 흩어져, 마치 얼굴 속에 뭉개져 있는 것만 같았다.

그런데 참으로 이상한 것은 그렇게 무서운 얼굴인데도 그 순간 그녀에게 왠지 모르게 친화력이 느껴졌다는 사실이다. 난 두려웠지만 반가운 느낌이 더 컸다. 그리고 어떻게 된 영문인지 오히려 그녀에게 사랑스러운 마음이 일기도 했다. 오래 전부터 엄청난 인연이 형성돼 둘 사이에 떼어놓을 수 없는, 부부 같은 인장력이 생겨나 있는 것 같았다. 나는 마치 오래 전 잃어버렸던 애인과 상봉이라도 한 듯한 반가움에, 그녀에게 다가가 가볍게 입술 키스를 해줬다.

그 순간 나는 또다시 경을 치게 놀랐다. 그녀의 입술에 내 입술이 닿는 순간, 마치 맹물을 입에 댄 듯한 느낌이 다가선 게 아닌가.

나는 그 순간 퍼뜩 정신을 차렸다.

'아, 이건 사람이 아니고 귀신이구나! 여자 귀신이 사람 형상을 하고 나타난 거구나.'

그러는 사이 엘리베이터가 올라와 23층에 멈췄고, 나는 도망치듯 내렸다. 그리고는 엘리베이터 안을 향해 내리지 말고 그대로 내려가라고 손사래를 쳤다. 그 존재가 귀신이 아니고 실제 사람이라 하더라도 집에 아내와 자식들이 자고 있어, 아내가 알면 두고두고 바가지를 긁을 것이 뻔했다. 나는 이런 생각으로 번뜩 정신을 차리고 그 존재를 내려 보낸 것이다.

아파트에 들어와 주방 식탁에 앉았다. 아내가 늦게 들어온 내가 자기 전 출출함을 달래라고 사과와 빵 한 조각을 식탁에 올려 두었었다. 나는 그것을 먹으며 조금 전에 있었던 일을 곰곰 생각해 보았다. 꿈은 아닌가 하여 팔을 꼬집어보니, 분명 꿈이 아니었다. 나는 잠자리에 들었지만 불길한 생각으로 잠이 깊이 들지 않았다.

이튿날 관리실에 들러 지하 차고와 엘리베이터를 찍은 폐쇄회로 텔레비전(CCTV)을 돌려봤다. 지하 차고는 사각지대여서 어젯밤 내가 걸어 들어온 장면이 잡히지 않았지만, 엘리베이터 안의 풍경은 생생하게 화면 속에 있었다. 어젯밤처럼 엘리베이터 버튼을 누르고 물러났다가 여자에게 키스하는 듯한 제스처까지 내 움직임을 CCTV가 생생하게 포착해 두고 있었다.

그런데 무슨 영문인지, 그 여자의 모습은 그 화면 속 어디에도 없었다. 나는 소름이 돋았고, 그 존재가 정말로 귀신이었음을 재확인했다.

귀신 소동 당일 전날, 저녁식사 자리에 한 여성이 끼어 있었다. 그녀는 초능력을 행사할 줄 알았다. 몸안의 귀신을 내쫓아준다며 주위 사람들의 어깨와 머리 등에 손을 대었고, 손가락으로 무언가를 뽑아내는 듯한 동작을 했다. 그럴 때마다 사람들은 비명을 지르며 아파했다.

내 차례가 돼 등판을 들이미니, 그녀는 왼쪽 어깻죽지 깊은 곳을 자극하며 거기서 무언가를 뽑아냈다. 그 곳은 여러 해 동안 심한 통증이 박혀 있던 자리였고, 나는 그 순간 마치 메스로 생살을 도려내는 듯한 아픔을 느꼈다. 그녀가 움켜 쥔 손아귀를 펴지 않으며 말했다.

"이게 바로 귀신이에요. 어깻죽지 안에 자리 잡고 오랫동안 괴롭힌 녀석이에요. 이제 시원할 거예요. 그렇죠?"

그녀는 황급히 화장실로 향했고, 수도꼭지를 틀어 물을 콸콸 쏟아내며 손을 씻었다. 그리고는 자리로 돌아와 다시 말했다.

"귀신을 잘 쫓아내지 않으면 나한테 덤벼 들어서 나를 괴롭혀요. 그래서 수돗물에 박박 씻어 물에 흘려보낸 거예요."

사람들은 그녀의 퇴마 능력에 감탄했다. 그리고는 저마다 통증이 빠져 몸이 개운해졌다며 그녀에게 감사를 표했다.

아마 그렇게 하여 오래도록 내 왼쪽 어깻죽지 안에 기생하던 귀신이 자기를 내쫓아 서운하다며 뒤따라와 무언의 항의를 한 게 아닌가 하는 생각이 든다. 그 귀신은 누구인가. 혹시 이 세상에 오기 전 나와 부부 혹은 애인 정도로 깊은 인연을 맺었던 존재는 아닐까. 나는 더 이상의 사실을 알 길이 없었다.

그날 이후로 그 귀신은 다시 내게 나타나지 않았다. 곰곰 생각해보니, 그날 엘리베이터 안에서 내가 잠깐 해준 키스 덕분에 위로를 받고 떠나간 것은 아닐까 여겨진다.

어떻게 그 귀신이 내 눈에 보인 것인가. 나는 깊은 자율치료를 하는 동안은 육안(肉眼)이 아닌, 영안(靈眼)으로 세상을 보는 능력이 생겼다. 이는 물질세계에서 비물질, 에너지 세계로, 또 육신의 세계에서 영성으로 넘어가는 간극에서 얻어지는 능력이다.

혹자들은 말한다. 태초에 하나님은 귀신을 볼 수 없도록 인간을 설계했다고. 그러나 그런 간격에 다다르면 귀신을 볼 수가 있다. 자율치료에 푹 젖어 있노라면 물질과 비물질의 경계에서 이런 역량이 발휘된다. 그날 밤 전신에 자율치료를 유도해 몽롱한 기분으로 엘리베이터로 향할 때 나의 이런 능력이 나타난 듯하다. 그렇지 않았으면 귀신이 접근했더라도 나는 그 존재를 알아차리지 못했을 것이다.

내 선배 논설위원도 나와 유사한 체험을 했다. 그는 평소 스승으로 모시고 있는 사람과 그의 사무실에서 조촐히 약주 한잔을 했다. 그렇게 음주를 하고 있는데, 불현듯 웬 여성 두 명이 같은 공간에 등장했다는 것이다. 굉장한 미인들이었다고 한다. 미망인들처럼 어두운 색깔의 옷과 망사를 걸치고 각각 옆자리에 앉았단다. 그런데 옆의 여자를 쳐다보려고 하면 금새 고개를 돌리곤 해, 당최 얼굴을 들여다볼 수 없었다는 얘기였다.

"선생님, 이 여성들 누굽니까? 귀신들이지요? 여기 간혹 나타나는 여자들인가요?"

그가 궁금해 물었으나 스승은 아무 말도 없이 빈 잔에 스스로 술을 따라 마시며 미소만 지었다고 한다. 스승과 무슨 사연이 있는 존재들 같았으나, 스승이 입을 열지 않아 그 내막을 알 수 없었다는 것이다. 이처럼 진동요법이든, 자율치료든 그 세계로 깊이 들어가면 육안으로는 볼 수 없는 에너지의 세계가 영안에 포착된다. 선배 논설위원 역시 그런 영안을 지닌 인물이었다.

## 유체이탈

거실에 누워 자율치료를 진행하다가 그대로 잠들었다. 밤중에 잠에서 깨어났는데 몸이 무거워 다시 자율치료를 걸었다. 전신에 진동이 잔잔한 물결처럼 오르내렸다. 그런 진동은 근육과 뼛속 깊이 들어가 휘젓고, 장기로도 진입해 무질서를 바로잡으려 달려들었다. 크고 작은 진동들이 동시다발적으로 일어나 온몸을 찜질하듯 위무해주었다. 나는 기쁜 마음으로 그런 상황을 즐기고 있었다.

그러던 어느 순간, 갑자기 나 자신이 허공으로 둥둥 떠오르기 시작했다. 마치 헬륨 가스 넣은 풍선이 서서히 하늘로 올라가듯 그렇게 두둥실, 좌우로 조금씩 오가며 시나브로 상승하는 것이었다. 주위는 모든 생물이 잠든 것처럼 고요했다. 시야에는 아무것도 잡히지 않았다. 나는 오감(伍感)에 더해 어떤 육감(六感)으로 이런 현상을 인지하고 있었다.

나는 그렇게 계속 천천히 올라갔으며, 천정 가까운 어딘가에 둥싯 떠 있었던 것으로 기억된다. 문득 무언가 잘못됐다는 생각이 스쳤다. 왜 자꾸 위로 올라가는가. 저 아래 바닥에 누워 있는 게 정상 아닌가. 나는 이런 물음을 반복하면서도 계속 그 상황에서 벗어나지 못하고 있었다.

그런데 참으로 기이한 것은 그렇게 비정상적인 상황인데도 기분은 매우 유쾌했다는 사실이다. 지구가 잡아당기는 중력이 작용하지 않았음인지, 아니면 천사의 날개라도 달린 것인지 몸이 가벼웠다. 나는 안방에서 자고 있는 아내와 아이들을 깨워 그렇게 이상한 상황을 타개해 볼까도 생각했지만, 곧 그 생각을 내려놓았다. 기분이 너무 좋고 심신이 바람처럼 가벼워 그 현상을 조금 더 즐겨보기로 했다. 그러면서도 어쨌든 정상은 아니니까 아래로 내려가야 한다는 생각을 고수했고, 연거푸 바닥으로 하강하려는 동작을 했다.

그러다가 어느 순간 불현듯 바닥의 제자리로 돌아왔다. 앞뒤가 전부 어찌된 영문인지 도무지 알 수 없었다.

나는 그렇게 정상으로 복귀했으나, 그 이후부터 전신이 몹시 아팠다. 곰곰 생각해보니 방금 전 육신은 아래에 그대로 누워 있고, 영혼만이 빠져 나가 허공을 유영하다 다시 육체의 집으로 돌아온 것임을 간파할 수 있었다. 그렇게 출입이 허락되지 않는 공간을 느닷없이 빠져나갔다가 돌아오니, 영혼이 육신과 아귀를 맞추느라 어려움을 겪었던 것 같다.

전신이 욱신거리는 통증은 여러 날 계속됐다. 그러다가 결국 영혼이 육체에 잘 들어가 적응했는지 통증이 사라졌다. 그날 유체이탈의 기억은 여러 해가 지난 지금까지도 참신하고 생생한 추억으로 남아 있다. 그후 다시는 비슷한 체험을 하지 못했지만,

자율치료가 가져다 준 이런 신비한 경험들은 일반인들과 달리 우주 대자연과 합일하려 애쓴 나의 노력이 가져다준 별스런 선물이 아닌가 여겨진다.

자율치료를 온전히 자기 것으로 만들어 일상적으로 운용하다 보면 다양한 현상들이 생겨난다. 내가 겪은 귀신 소동이나 유체이탈 현상 외에도 교회에서처럼 방언을 하거나, 전생을 보거나, 말기 암을 물리치는 등의 일이 그것이다. 3차원의 물질세계에서는 불가능한 현상들이 나타나는 것을 보면 아마 4차원의 세계와 연결되는 징검다리쯤에 이르게 하는 방법이기 때문에 그런 것 아닐까 하는 생각을 해본다.

# 우주의 태(胎) 속으로

　결국 자율치료는 조화로운 우주 대자연 속에 자신의 부조화스런 몸뚱이를 편입시켜 질병을 다스리고 잘못을 수정하는 것이다. 또 인체의 무질서를 바로잡고 모순을 완화하는 것이다. 이런 일을 수행하는 것은 우주 대자연이며, 나는 잘난 의식을 죽여 그 넉넉한 품에 평화롭고 안정적으로 들어가기만 하면 된다.

　우주 대자연은 매우 질서정연하고 조화로운 세계이다. 무수한 별들이 쉭쉭 소리 내며 신비스럽고 질서 있게 운행하는 밤하늘만 봐도 이를 충분히 알 수 있다. 인간의 몸도 미세한 별 같은 우주의 작은 부분이다. 우리 몸에 병이 났다는 것은 육체가 질서 있는 우주의 운행으로부터 비껴났다는 것과 같다. 따라서 그 품으로 되돌아 들어가면 육체의 문제가 우주의 큰 조화 속에 융화돼, 모순이 시정되고 무질서가 바로잡힌다.

그러면 어떻게 이를 해낼 수 있는가. 그것은 나 자신을 철저히 내려놓고 하늘에 모든 것을 맡기는 자세를 취하면 된다. 이렇게 하면 우주와의 연결고리 역할을 하는 '원시뇌'의 기능이 향상돼 목적 달성이 가능해진다.

우리 뇌에는 원시뇌란 부분이 있다. 이는 인체의 생명을 주관해 생명뇌로도 불린다. 대뇌와 척수를 연결하는 간뇌(시상 및 시상하부) 및 뇌간(중간뇌, 다리뇌, 숨뇌)이 바로 원시뇌이다. 이는 수 억 년 전 원시 인류부터 현대인에 이르기까지 원초적 생명 현상을 주관하는 역할을 해 왔다. 심신 이완을 충분히 해주면 이 부분이 부스스 깨어나 제 역할을 잘 수행한다. 원시뇌는 인체의 갖가지 생명 현상, 즉 혈액 이동, 호르몬 및 신경전달물질 분비, 소화, 호흡, 체온 등 모든 것을 조절하는 역할을 한다. 본능대로 움직이는 건강의 파수꾼인 셈이다.

인간은 일상적으로 대뇌를 과도하게 사용하는 탓에 온갖 질병의 노예가 된다. 날마다 신경 쓰고, 논리적으로 사고하고, 스

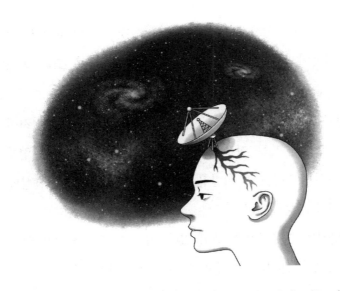

트레스 받는 등 부대끼는 생활을 계속하면 대뇌 기능이 지나치게 발달해 원시뇌의 입지가 상대적으로 위축된다. 이로 인해 조화로운 우주와의 연결고리 역할이 차단돼 우리 몸에 각종 중증 질환과 난치병이 덮치게 된다.

그러므로 신체 활력과 건강 증진을 위해서는 원시뇌를 억압으로부터 해방시켜, 이 뇌가 제 기능을 충분히 하도록 배려해야 한다. 자율치료법은 바로 이를 안내하는 방법이다.

자율치료법의 효과는 광범위하다. 스트레스 해소와 피로회복 등의 일반 효과 외에 혈행 개선, 호르몬 및 신경전달물질의 균형 달성, 염증 및 활성산소 배출, 통증 완화, 강직 및 경색 증상 해소, 석회화 및 골화(骨化) 증상 완화, 바른 체형 복구, 원인 불명 증상 개선 등의 효과를 가져 온다. 이를 통해 질병들을 전격적으로, 그리고 총괄적으로 다스릴 수 있다. 또한 항노화 및 회춘 효과와 미용 증진 효과도 가져다준다.

이 치료법이 절정에 달하면 본인은 만물을 양생하는 우주 대자연의 자궁 속으로 아늑하게 들어가 따뜻한 양수에 몸을 푹 담근 것 같이 된다. 하늘의 약손이 내 영육에 깊이 들어와 구석구석을 어루만진다. 몸 안팎에 조화의 에너지가 넘쳐 환희심마저 느껴진다. 이런 방법으로 자율치료를 마친 사람들은 신체에서 현격한 치료 효과가 나타난 것을 깨닫고 입가로 미소를 빼어 물게 된다.

나는 결국 이런 자율치료법으로 이 책에 열거한 상당수의 난치병들을 극복하고 거의 정상으로 돌아왔음을 고백한다. 이러한 자율치료에 대해 더 자세한 내용을 알고자 하는 독자 여러분은 내 졸저, 《기적의 마음 의술 자율치료법》을 별도로 참고해주시기 바란다.

거듭 말하지만 자율치료는 신체 치료의 종결자이다. 이는 건강 증진의 끝판왕이라고도 나는 자신 있게 말할 수 있다. 이를 전격적으로 체험해 건강을 크게 개선한 이들도 나와 의견이 다르지 않다.

# 5장

# 원초적 질서
# 한가운데로

# 다시 대자연의 품에서

　나는 요즘 라오스에 머무는 날이 많다. 라오스는 동남아시아 인도차이나반도의 중앙에 위치한 나라다. 나는 은퇴 후 한국과 라오스를 오가며 살고 있는데, 일 년 중 이곳에 거주하는 기간이 더 길다. 그만큼 이 나라는 이제 나에게 제2의 고향처럼 됐다.

　처음엔 봉사활동 목적으로 이곳에 왔지만 지금은 여기 사는 이유로 다른 것이 더 크게 내면에 자리 잡았다. 바로 원시 대자연의 깊은 품속으로 더 들어가 봐야겠다는 생각이었다. 원시 대자연은 아기 건강을 돌보는 어머니의 약손과도 같은 신비스러움이 간직된 곳이다.

라오스는 한반도 정도 면적이며, 한반도처럼 위아래로 길쭉한 지형을 하고 있다. 나라 전체가 야생의 정글이다. 인공물은 비엔티안 등 수도와 지방 도시에서 더러 볼 수 있을 뿐이며, 어디를 가나 태초의 자연이 원초적 모습을 그대로 드러내고 있다. 지방으로 다니다 보면 2차선 포장도로나 흙길 양옆으로 인가들이 낮게 엎디어 있다. 집은 짚이나 양철로 지붕을 만들어 올렸고, 벽은 흙벽돌 형태가 많다. 그런 집들의 더 안쪽으로는 인공적인 것들이 아무것도 없다. 오로지 항용 수천 년을 열대의 태양에 견뎌온 정글이 끝없이 펼쳐져 있을 뿐이다.

주민들은 화전을 일구거나 작은 논밭뙈기에서 작물을 재배해 산다. 변변한 소득원이 거의 없어 그저 쌀밥에 나뭇잎이나 풀잎을 뜯어 먹고, 소를 몇 마리 키워 가용으로 쓰는 정도이다. 사람들조차 새나 네 발 달린 야생 짐승처럼 그렇게 자연의 일부가 돼 살아간다. 직업이 있어 달마다 월급을 받는다 해도 고작 5만~10만 원이다. 이것으로는 운동화 하나 제대로 사기 힘들어 맨발로 돌아다니는 사람들이 많다. 그렇게 가난하게 살면서도 가까이에 비교 대상이 없어 그게 힘든 삶인 줄을 잘 모른다. 생김새는 사람이어도 사는 모습은 자연계의 동물과 별반 다르지 않다.

나는 비엔티안을 감싸고 흐르는 메콩강에 나가 그 유장한 흐름에 시선을 풀어놓는 날이 많다. 메콩강은 북에서 남으로 라오스를 관통하는, 이 나라 젖줄이다. 농업용수와 식수, 산업용수 등을 모두 거기서 얻고 전기도 수력발전으로 그곳에서 생산해 쓴다. 나는 메콩 강가 한적한 곳의 평상에서 자율치료를 하며 심신의 건강을 도모하곤 한다.

시내엔 사무실 겸 치료센터를 마련해 두고 환자들이 찾아오면 자율치료법을 지도해준다. 주로 난치병 환자들이 간혹 나를 찾아온다. 한국에서 직접 오는 이들도 있고, 라오스인도 있으며, 중국인과 서양인들도 가끔 지도한다.

치료센터에는 아침저녁으로 새들의 지저귐이 가득하다. 새 소리는 천국의 화음과 같다. 특히 아침에 창문을 열면 동녘의 맑은 햇살과 함께 그들의 지저귐이 한아름 밀려든다. 순간 행복감이 꿈틀거리며, 상처 난 영혼이 치유되고, 신체가 평안해짐을 느낀다. 이는 새들의 아름다운 멜로디가 우리 디엔에이(DNA)의 주파수와 공명해 세포 수준에서 치유와 재생이 일어나기 때문이다. 치유센터는 바닥에서 올라오는 지기도 매우 평화롭고, 옆에 아름다운 호수가 하나 있으며, 주위가 제법 조용해 나는 이곳을 여러 해 동안 떠나지 않고 있다.

노년기에 접어들면서 육체의 퇴행성 변화에 가속도가 붙는 느낌이다. 이는 나만 느끼는 것은 아닐 게다. 자칫 방심했다가는 고스란히 중증질환의 올가미에 걸릴 수 있는 나이다. 실제 나는 60이 넘으면서 젊을 때보다 훨씬 가짓수가 많은 질병들이 뱀처럼 고개를 들고 달려드는 것을 느꼈다. 그중 일부는 실제로 내게 덤벼 무자비하게 육신을 괴롭혔다.

나는 다행히 자율치료법으로 이들의 공세를 무난히 막아낼 수 있었지만, 이 건강법이 없었더라면 지금 내 모습이 어떠할까 하는 상상을 간혹 해본다. 아마도 끔찍한 형상을 드러내고 있거나, 질병을 이겨내지 못한 채 아예 저승으로 건너갔을지도 모른다.

나는 라오스의 태초 자연 한가운데서 오늘도 난치병의 공격을 방어하며, 그리고 다른 환자들의 건강도 돌봐주며 그렇게 노년기를 보내고 있다.

여기 노년기 나의 투병 기록을 싣는다. 태초의 원초적 질서가 고스란히 살아 있는 땅에서 자율치료를 매개로 우주 대자연과 합일하는 생활이 내게 생명력을 불어넣고 육체의 재생을 일궈내는 큰 밑바탕이 되고 있음을 재삼 강조하고자 한다.

# 16

## '인생의 운석' 이건희 회장과 나
## 심근경색증

회갑을 맞은 2019년 여름날, 나는 인생 항해 길에 뜻밖의 큰 운석을 만나 목숨이 위태로운 지경에 내던져졌다. 급성 심근경색증으로 인한 혈압 급강하로 거의 심정지 상태가 된 것이다.

나는 당시 동남아 라오스에 머물고 있었다. 34년간 다닌 직장에서 명예퇴직을 하고 인생 2모작을 위해 농촌 봉사 활동을 하고 있던 시절이다.

라오스는 지구촌에서 매우 가난한 나라 그룹에 속한다. 5면이 태국, 캄보디아, 미얀마, 베트남 그리고 중국에 둘러싸여 바다가 없는 것이 물류 이동 어려움으로 외국인 투자를 막는 주요인이 됐다. 투자 부진으로 경제성장이 매우 더디고, 연중 섭씨 30~40도를 오르내리는 무더위로 채소 재배도 불가능해 농업마저 발달하지 못한 나라다.

사정이 그렇다 보니 라오스의 국민소득은 세계 최하위 권을 벗어나지 못한다. 한 사람 월급이 보통 10만원 안팎이다. 국가 재정이 부족해 경찰관이나 학교 교사들은 처음 발령을 받고도 몇 년간 급여를 받지 못하는 처지다.

농촌에 가보면 그저 쌀밥에 주위에서 뜯은 풀과 나뭇잎으로 대충 식사를 한다. 집에서 기르는 닭은 귀한 손님이 왔을 때나 잔칫날 밥상에 오른다. 부족한 단백질은 벼논의 미꾸라지나 붕어, 우렁이, 쥐, 뱀 등을 잡아 보충한다. 영양 공급이 부족해 사람들의 신장이 대체로 작았고, 의료시설마저 열악해 국민 수명이 50대에 끝나는 게 일반적이다.

나는 평소 가난도 또다른 질병이라고 생각했다. 바로 경제적 질병이다. 따라서 퇴직 후 이러한 경제적 질병을 타파하는 일에 종사해보기로 했다. 그래서 선택한 나라가 라오스다.

나는 방글라데시에서 빈곤 퇴치 운동에 성공한 그라민은행의 무하마드 유누스(Muhammad Yunus) 총재와 국제해비타트운동의 선도자, 지미 카터(Jimmy Carter) 전 미국 대통령 등의 행보에 관심을 갖고 있었다. 유누스 총재는 그라민은행을 통해 서민들에게 무담보 신용대출을 해줌으로써 수백만 명을 가난에서 구한 인물이다. 카터 전 대통령은 해비타트운동으로 지구촌 집 없는 많은 서민들에게 집을 지어 주었다. 두 사람 모두 그 공로를 인정받아 노벨평화상을 받았고, 현재도 그들의 운동은 성공적으로 진행되고 있다.

나는 농협중앙회장을 지낸 한호선 박사와 상의해 가칭 〈지구희망씨앗재단〉이란 조직을 만들었다. 이 조직은 아직 후원자들이 없어 맨몸으로 부딪치는 심정으로 '재단' 명칭을 앞세워 라오스에 들어왔다.

2년여쯤 라오스 농촌 지역을 돌아다니다가 여러 가지 충격적인 광경들을 접했다. 지독한 가난을 면해보려고 열댓 살 된 딸을 중국인에게 돈 받고 파는 엄마, 근친상간이 극에 달해 남매끼리 결혼하거나 심지어 일란성 쌍둥이끼리 살림을 차린 사례… .

농가 주인이 저녁을 대접하는데, 반찬은 없고 삶은 논쥐 한 마리가 밥상에 오른 적도 있다. 아낙네는 논쥐의 대가리를 칼등으로 으깨어 간장종지에 담았다. 그리고는 밥을 손으로 조물조물 집어 간장에 찍어 먹었다! 그 집 어린 딸은 쥐꼬리를 잡아 빼어 입에 물고 맛있다는 듯이 먹었다! 나는 밥이 도무지 목구멍으로 넘어가지 못했고, 그런 풍경들은 나에게 라오스의 가난을 덜어주는 데 힘을 보태야겠다는 결기를 다지도록 도와주었다.

나는 농촌 주택의 낡고 위험한 전기 시설을 교체하는 일부터 착수했다. 전기 기술자를 데리고 다니며 합선 위험 있는 전선을 뜯어내고, 낡은 전구를 새 전구로 교체해주었다. 전선 끄트머리가 수돗가로 삐져나와 자칫 감전과 사망으로 이어질 뻔한 사태를, 전선 제거로 미연에 방지하는 등의 보람을 거둘 수도 있었다.

이렇게 전기 시설을 일제히 교체하고 나면, 밤에 귀신 나오는 집처럼 어둑하던 농가 주택이 밝은 집으로 재탄생했다. 훤하게 변모한 집을 구경하려고 먼 데서도 주민들이 찾아왔고, 내게 자기들 집 전기 시설도 교체해 달라고 떼쓰는 원인을 제공했다. 그들의 단체 요구를 감당할 수 없어 그곳을 도망쳐 나오다시피 한 기억이 아직도 새롭다.

그러던 어느 날, 농가 주택 수리 봉사로 인해 땀에 전 몸을 이끌고 인근 강가를 찾았다. 메콩강의 지류에 해당하는 샛강이었다. 나는 강물에 몸을 풍덩 던져 넣고 더위를 식혔다. 강물은 샛강인데도 몹시 더러웠다. 나는 아랑곳하지 않고 이쪽 강가에서 저쪽 강가를 오가며 멱을 감았다. 한 시간 이상을 폐기물 덩어리로 질퍽질퍽한 강바닥을 밟으며 라오스의 여름 하오를 즐겼다. 그런 뒤 숙소로 돌아와 피곤한 상태에서 잠의 나락으로 굴러떨어졌다.

이튿날 아침 잠자리에서 몸을 일으키려 하는데 어째 컨디션이 좋지 않았다. 오슬오슬 오한이 돌고, 이마에서 고열과 함께 식은땀이 나는 것이었다. 나는 다시 몸을 뉘었지만 망가진 컨디션은 좀처럼 회복되지 않았다. 그런 몸을 이끌고 억지로 수도 비엔티안으로 돌아왔다.

비엔티안 아파트에서 쉬고 있는데도 몸 상태가 개선되지 않았다. 계속해서 구역질이 올라와 아무 것도 먹지 못했다. 며칠 만에 억지로 약간의 식사를 했더니 그대로 설사로 이어져 힘이 완전 소진되고 허깨비처럼 됐다. 나는 택시를 불러 도심의 외국인 병원으로 향했고, 거기에 그대로 입원하는 처지가 됐다.

입원실에서 링거 주사를 맞다가 정신이 가물가물 꺼지는 것을 느꼈다. 눈앞의 혈압 측정기에서 혈압이 30/10$mm$Hg까지 떨어지는 것을 희미한 의식으로 관찰하다가 의식을 잃고 말았다.

이튿날 운 좋게 정신을 차렸을 때는 병원 침상 옆에 아내와 큰딸이 초조한 기색으로 앉아 있었다. 지인이 급히 한국에 연락해 그들이 밤사이 비행기로 날아온 것이다. 나는 간밤에 거의 심정지 상태로 저승 문턱까지 갔다가 돌아온 상태였다. 아내가 눈물을 글썽이며 말했다.

"살아나 다행이에요. 간밤에 당신 죽는 줄 알았어요. 호흡이 가늘고, 죽은 사람처럼 얼굴색이 노랬지 뭐예요. 어쩌다 이렇게 됐어요, 글쎄… "

심한 현기증이 감돌아 병상에서 몸을 일으킬 수 없었다.

그렇게 하루를 더 병실에 머물며 한식을 주문해 먹고 기력을 다소 회복했다. 나는 아파트에 돌아와 대충 짐을 싸고는 도망치듯 공항으로 향했다. 가족과 함께 비엔티안 왓타이공항을 이륙해 인천공항에 착륙하기까지 4시간 반 동안 죽은 듯이 비행기 의자에서 거의 미동도 하지 못했다. 비행기를 내려서는 다리에 힘이 없어 걸을 수 없었고, 휠체어를 동원해 공항을 빠져 나와야 했다. 집에 돌아와 며칠간 안정을 취하려 애썼지만, 한번 달아난 건강은 좀체 제자리로 돌아오지 않았다.

결국 대학병원에 입원하는 신세가 됐다. 병명은 심근경색증이었다. 관상동맥이 심하게 폐색돼 혈액이 공급되지 못함으로써 심장 근육이 괴사해 심장 기능의 80%가 망가진 상태였다. 그대로 두면 한 순간 심장마비로 급사할 수도 있는 위험천만한 상황이라고 의료진이 말했다.

나는 장장 6시간에 걸친 대수술을 받아야 했다. 수술명은 관상동맥우회술이었다. 오른쪽 다리의 정맥 대혈관을 떼어내 심장의 망가진 관상동맥 부위에 대체하는 큰 수술이었다. 이 수술은 내 인생에서 가장 큰 사건 중 하나였고, 그 후 나는 지나온 인생길을 많이 참회하며 새롭게 돌아보는 계기를 가질 수 있었다.

2주일간의 입원 생활을 끝내고 돌아온 나는 집에서 요양하는 동안 무너진 심장을 되살리기 위해 모든 노력을 쏟아 부었다. 담당 주치의는 관상동맥우회술로 급한 불을 껐지만 심장 기능은 약간 살아나는 데 그칠 것이라고 했다. 그 말이 나의 뇌리에 사형선고처럼 차갑게 꽂혔다.

그러나 운이 좋으면 형장에서도 이슬로 사라지지 않고 다시 사회로 돌아올 수 있는 법이다. 나는 희망의 끈을 놓지 않고 병원 처방 약을 열심히 먹었으며, 일상적으로 무리하지 않으려 했다. 운동도 적절히 했다. 심장을 하느님처럼 받들어 모시며 귀하게 다뤘다. 다시 심장이 쿠데타를 일으키면 그땐 죽을 수밖에 없는 절체절명의 시간이 흘러갔다.

기억을 더듬어 보니 평생 살아오며 받은 온갖 스트레스들이 관상동맥을 나약하게 만들었고, 라오스 강에서 실체를 알수 없는 바이러스가 침입해 갑자기 염증이 돌면서 그렇지 않아도 병적이던 관상동맥을 초토화시킨 것이 아닌가 하는 생각이 든다. 바이러스가 일으킨 염증이 심각해지면서 급성 패혈증을 초래했고, 심한 염증이 심장을 맛이 가게 한 것으로 추측됐다.

어찌됐든 그 일로 저승길에서 돌아온 나는 집에서 3년간 전신을 다스리며 심장을 무던히 위무했다. 이 기간 내가 총력을 기울인 것은 전신진동으로 심장 기능을 업그레이드한 것이다. 그 전에도 전신진동을 한다 하면서도 심장을 다스리는 데는 소홀히 했다. 이유는 심장과 관련해 특별히 나쁜 증상이 느껴지지 않았기 때문이다.

현대의학의 기술 수준으로는 일단 괴사한 심장 세포를 되살릴 수 있는 방법이 없다. 나는 심장기능이 80%나 망가진 상태였기 때문에 절망적이었다. 수술로도 기능은 거의 살아나지 않았다. 그러나 나는 전신진동과 심장을 대상으로 한 부분진동 등으로 심장 세포를 시나브로 살려낼 수 있으리란 희망과 자기 확신을 강하게 가졌다.

새벽녘 잠에서 깨어나면 심장의 상태부터 살폈다. 심장병 환자는 왼쪽 어깻죽지 깊숙한 곳(견갑골)에서 통증을 느끼는 경우가 많다. 견갑골은 심장과 폐로 통하는 경혈이 있는 자리여서 그럴 수밖에 없다. 또 심장 반대쪽 등판의 능형근 부위가 아프거나, 심장이 위치한 명치 왼쪽이 따끔거리기도 한다. 왼쪽의 어깨, 가슴, 팔 등이 뻐근하거나 저리기도 하다. 심장을 둘러싼 큰 혈관과 미세혈관들이 약화해 심장 근육이 혈액을 원활히 공급받지 못하고, 이로 인해 심장 혈관과 심장 근육이 괴사해 발생하는 현상이다.

나는 전신 이완 후 마음으로 통증과 불편감이 걸려 있는 부위에 다가가 온감, 중감, 진동 등을 유도했다. 시간이 흐르면서 묵직한 느낌과 진동 현상 등이 등장하며 심장 전체를 듬직하게 감싸는 것이 느껴졌다. 이는 자율치료로 혈액이 통하지 않던 그곳에 혈액이 적절히 지나다니기 시작했음을 말해주는 현상이다. 이렇게 듬직한 상태를 유지하다가 그 힘으로 통증과 불편감을 진드근히 밀어냈다.

심장병 환자는 심장을 지배하는 흉추와 경추 신경의 기능에도 문제가 있는 경우가 많다. 그들 중추신경이 문제를 일으켜 거기서 뻗어 심장으로 연결되는 가지신경을 약화시키고, 이로 인해 심장에 대한 중추신경의 지배력이 약화해 심장 기능에 원천적 문제를 야기하기도 한다. 이는 마치 회사의 수뇌부가 문제를 일으켜 그 하부 조직이 와해되는 것과도 같다. 이런 상황을 만나면 심장은 강철로 만들어지지 않은 한 필연적으로 무너질 수밖에 없다.

나 역시 중추신경, 특히 흉추 부위가 온전치 않았다. 이는 태생적인 한계이기도 하다. 나는 어릴 적부터 흉추 부위에 심한 냉증을 느꼈다. 이는 선친으로부터 유전적으로 물려받은 현상이다. 선친은 여름날에도 흉추 부위에 옷가지들을 접어 넣고 이불을 덮어 잠들었다. 나도 인생살이를 하며 선친과 똑

같은 수면 습관을 지속했다. 그만큼 흉추 부위의 냉증은 나를 고통스럽게 했다.

나는 새벽마다 중추신경, 특히 흉추 쪽에 묵직한 진동을 일으켜 적용했다. 진동은 시간이 지나면서 흉추를 따스한 치유의 손길처럼 그러쥐었고, 그로 인해 흉추의 냉증과 불편감이 씻겨 내려갔다. 나는 흉추의 작업을, 심장으로 연결되는 말초신경 다발을 통해 심장까지 이어지게 했다. 그렇게 중추신경과 심장을 연결해 깊숙이 위무하는 일을 반복했다.

나는 비슷한 방법을 목과 머리 쪽으로 이어진 미주신경과 경동맥을 따라 올라가며 적용했다. 또 이러한 진동요법을 사지와 온몸으로 밀밀하게 확산시켜 전신진동으로 승화하도록 했다.

이처럼 전신진동이 온몸을 기분 좋게 지배하게 한 다음 그 여세를 몰아 다시 심장 쪽으로 돌아왔으며, 심장 전체를 무겁게 잡아주었다. 이렇게 하면 심장이 마치 단단한 부목을 받쳐준 것 같이 빵빵해져 자신감과 원기가 회복되는 것을 느꼈다. 이렇게 전신과 심장이란 부분을 오가며 정성을 다해 자율치료를 했다. 새벽녘뿐 아니라 하루 중 시간 날 때마다 편평한 바닥에 누워 같은 작업을 반복했고, 밤에 잠을 청할 때도 지극정성을 기울이다가 잠들었다.

심근경색증은 심장 근육과 관상동맥의 죽은 세포를 얼마나 많이 재생하느냐가 치료의 관건이다. 현대의 생체의학은 이를 해낼 수 없지만 자율치료는 할 수 있다. 전신진동과 부분진동을 반복하다 보면 뇌하수체에서 분비된 옥시토신 등의 호르몬이 혈류를 타고 왕성하게 돈다. 이 호르몬은 몸안의 성체줄기세포(중간엽줄기세포)를 자극한다. 줄기세포는 아직 미분화(未分化)한 원시 세포로서, 모든 조직의 세포로 분화할 능력을 지녔다. 그러므로 당연히 심장 근육과 심장 혈관 세포로도 분화해 죽은 세포를 대체한다. 호르몬은 줄기세포의 증식과 분화를 촉진하고 나는 진동요법을 통해 이 호르몬을 조종하는 역할을 하게 된다.

줄기세포는 심장외막을 비롯해 골수와 하복부 지방, 말초 혈액, 관절 등에 존재한다. 주로 굵은 뼈 내부의 골수에 많이 포함돼 있다. 전신진동을 반복하다 보면 당사자는 뼛속 깊숙한 곳에서 어떤 기분 좋은 자극이 일어나는 것을 감지하게 된다. 전문 용어로 설명한다면 이른바 '골수진동'이다. 나는 이와 같은 진동 유도를 통해 줄기세포를 충분히 자극할 수 있었고. 이를 통해 괴사한 심장 조직을 매일 조금씩 재건할 수 있었다.

이렇게 심장을 진동요법으로 한바탕 다스린 뒤 몸을 일으키면 안색마저 훤해지는 것을 가족이 알아차린다. 진동요법 전에 피로로 다소 일그러져 있던 얼굴이 진동요법 후에는 두툼한 국화꽃처럼 피어나는 것이다. 전신에 활발히 도는 혈액이 몸에 생기를 불어넣고 죽은 심장 근육과 관상동맥을 야금야금 살려낼 뿐 아니라, 혈액 자체가 기존 심장 근육에 먹이가 되어 생기가 분출하면서 나타나는 현상이다.

나는 수술 뒤 6개월마다 대학병원을 찾아 주치의와 면담하고 심장 기능 검사도 받는다. 심장 CT 검사 결과 심장 기능이 50%까지 정상화된 것으로 나타났다. 심장을 병들게 하는 당수치도 정상이고, 혈압과 폐의 염증도 문제없는 것으로 나와 의사가 반색을 했다. 이같은 결과는 외과적 수술과 반복된 통원치료 덕분이지만, 진동요법을 주축으로 한 일상의 자율치료법 덕택이기도 하다. 하지만 나는 자율치료가 심장 기능을 살려내는 데 큰 역할을 했다는 이야기를 의사에게 할 수 없었다. 의사는 생체의학에 매몰된 사람이어서 그런 말을 해봤자 생소한 외국어처럼 알아듣지 못할 것이기 때문이다.

요즘도 나는 하루 일과의 중요한 시간들을 진동요법, 나아가 자율치료법으로 심장을 위무하는 데 보탠다. 이를 통해 심장 기능을 절망의 늪에서 빠져나오게 하는 데는 성공했지만, 아직 완전 정상화하지는 못한 탓이다. 젊은이에게는 줄기세포가 왕성하게 생겨나지만, 노인에게는 그렇지 못하다. 나는 고희(古稀)가 다가오는 나이이기 때문에 이 점이 한계다. 줄기세포의 증식 없이는 심장을 살려내는 데 한계가 따를 수밖에 없다. 그렇지만 모든 노력과 정성을 다해 심장 기능을 지금보다 더욱 향상시켜 볼 생각이다.

이건희 전 삼성 회장은 나처럼 급성 심근경색증이란 운석의 충돌로 6년여 기간 동안 거의 식물인간처럼 지내다 세상을 하직한 사람이다. 무엇이 그와 나의 차이를 만들었는지 독자 여러분은 이 꼭지를 읽는 동안 충분히 이해했으리라 믿는다.

## 셀린 디옹을 폭삭 늙게 만들었지만
# 강직인간증후군

셀린 디옹(Celine Dion)이 강직인간증후군에 걸려 고생하고 있다는 뉴스가 전해졌다. 그는 명화 〈타이타닉〉의 주제가 〈마이 하트 윌 고 온(My heart will go on)〉을 불러 세계적으로 이름을 떨친 팝 가수다. 금발의 아름답던 여성이 이 난치병으로 피골이 상접한 노파 모습이 됐다.

강직인간증후군은 근육의 강직과 경련을 주요 증상으로 하는 질환이다. 보통 근육의 강직이 계속 진행되는데 이는 주로 중추 근육, 특히 경추와 요추 근육으로부터 시작돼 척추 변형까지 초래한다. 더 진행하면 사지 근육마저 강직되며 등판과 어깨, 목 등도 굳어져 유연성을 상실한다. 결국 운동과 거동이 불편해 주로 누워 있어야 하며, 통증으로 괴로운 나날을 보내게 된다. 장기간 움직이지 못하면 무릎, 발목, 고관절 등 다리 관절마저 뻣뻣해져 의자에 앉거나 옷을 입는 일도 힘들어지고 일상이 피폐해진다.

감정적 흥분이나 소음 등으로 근육 경련이 일어나 전신으로 확산하며 통증을 가세하기도 한다. 100만 명 중 한 명이 걸리는 희귀 질환이라는 게 의학계 입장이다. 그러나 경중의 차이만 있을 뿐 강직인간증후군이나 이의 사촌, 팔촌쯤 되는 질환 환자들은 도처에 있다.

젊은 사람들은 신체의 유연성이 높지만 나이 들수록 이와 반대되는 현상이 나타난다. 퇴행성 변화와 만성 염증 등으로 신체가 녹슬며 근육과 인대가 굳어지고, 척추관절이 뻣뻣해진다. 죽은 사람은 저마다 육신이 강직 현상을 보인다. 장례식장에서 염할 때 시신이 뻣뻣해진 현상을 목격한 적 있을 것이다. 이렇듯 인생의 종착역에서는 누구나 강직인간증후군에 사로잡히고, 영혼은 허물 벗듯 고장난 육신의 집을 벗어나 다른 길을 가게 되는 것으로 보인다.

인간의 영혼이 머무는 육체란 집은 특히 강직 증세에 많이 노출되는 듯하다. 뇌경색은 뇌 근육, 심근경색은 심장 근육이 굳어지는 병이다. 저승사자가 느닷없이 이들 병을 몰고 와 육신을 경직되게 한 뒤 영혼을 빼내 어디론가 데려간다. 뇌전증도 일부 강직인간증후군과 증세가 유사해, 몸이 뻣뻣해지고 경련을 일으키며 입에서 거품을 물기도 한다.

후종인대골화증은 유연해야 할 후종인대가 뼈처럼 딱딱해지는 질환이다. 이로 인해 척추 부위가 대나무처럼 굳어져 어깨나 허리를 구부리기 힘들다. 강직성척추염도 이와 비슷한 증상을 동반한다. 또 관절질환 환자들은 어깨와 무릎 등이 경직되고 통증이 따라다녀 거동이 불편하다. 사지마비, 뇌성마비, 소아마비 등 각종 신체 마비도 종종 강직 현상을 동반한다.

이밖에 근육위축증, 섬유근육통, 루게릭병, 파킨슨병, 샤르코마리투스질환, 근육긴장이상증, 다발성경화증, 각종 석회성 및 섬유화 질환, 각종 결절 질환 등도 크든 작든 강직이나 경직 증상과 관련 있다. 이처럼 경직, 강직 증상에 시달리다가 마침내 심장이 굳어져 사망하는 것이 누구나 맞이해야 하는 인간의 운명이다.

나는 한평생 살아오면서 심근경색증, 소아마비, 석회성건염, 섬유근육통, 폐결절, 각종 관절질환 등 크고 작은 경직 증상을 겪었다. 한동안 베체트병이란 험악한 질환에 시달릴 만큼 염증에 취약한 체질이기도 했다. 염증은 만성화하면 신체의 골화, 결절, 결석, 석회화 등의 원인이 된다. 이렇듯 염증과 이런저런 경직 증상이 몸 안에 독버섯처럼 돋아나면서 강직인 간증후군의 빌미가 되지 않았나 하는 생각이 든다.

어찌됐든 나는 이 질병이 척추 주변부 근육을 무력화해 척추를 침범하고 나아가 등판, 어깨, 목, 사지 등 신체 전반을 장악하면서 몸이 나무 등걸처럼 굳어져 '이러다 죽는 것 아닌가' 하는 공포감에 휩싸였다.

병원에서는 경증의 경우 항불안제와 근육이완제, 면역억제제 등을 사용해 병의 진행을 더디게 하고 상당 기간 정상 생활이 가능하게 도와준다. 하지만 대부분 서서히 기능적 장애를 보이는 것을 피할 수 없다. 시간이 많이 흐르면 누구든 중증 장애인이 돼 고통스럽게 살다가 비참하게 생을 마감한다.

나는 그동안 하고많은 질병에 시달려 통증과 신체 불편에 이골이 난 터여서 이 질병이 기세 좋게 내 몸을 장악할 때까지 잘 알아차리지 못했다. 그러다가 심상찮은 질병이 등장한 것을 깨달았으나, 그때는 이미 중증으로 치달은 뒤여서 병원 치료로 효과를 기대하기 난망했다.

그 무렵 내게 미국 엠디 앤더스(MD Anderson) 병원의 김의신 박사가 국내 어느 언론과 인터뷰한 내용이 떠올랐다. 그는 세계적인 암 치료 전문 기관인 그 병원의 종신교수다.

기자가 묻고 그가 답했다.

- 암에도 기적이 있나.

"있다. 지금껏 나는 기적적인 환자를 최소한 20명 정도 봤다. 과학적으로 도저히 설명이 안 되는 거다."

- 기적적인 치유를 한 환자들의 공통점이 있나.

"있다. 겸손이다. 모든 종교에서 말하는 공통분모이기도 하다. 자신을 완전히 포기하고, 내려놓는 것이다. 어떤 사람은 신에게 모든 걸 맡기기도 했다. 그럴 때 뭔가 치유의 에너지가 작동했다."

나는 무릎을 쳤다.

'그래, 바로 이거다. 나도 모든 것을 내려놓고 내 안에서 치유 에너지가 꿈틀거리게 해봐야겠다.'

그날부터 나는 육체를 온전히 내려놓고 우주 대자연에 자신을 맡기는 작업을 했다.

우주 대자연은 창조주의 신비와 조화로 가득 찬 세계다. 인간의 몸도 작은 별처럼 우주 대자연의 한 부분이다. 고질병이 난 것은 내 몸이 우주 조화로부터 이탈했다는 증거다. 나를 겸손하게 내려놓아 이 몸이 우주 대자연의 조화 속으로 다시 편입되게 하는 노력이 절실하다.

우리는 흔히 자신을 내려놓는다고 하면서도 반대로 꽉 붙들고 있는 경우들이 있다. 그만큼 자신의 몸뚱이에 집착한다. 치유가 일게 하려면 그와 정반대로 해야 한다. 내 잘난 의식이 더 이상 몸을 붙들고 있지 못하게 해야 한다.

그렇게 하면 높은 각성의 교감신경적 반응이 낮은 각성의 부교감신경적 반응으로 대체돼 신체가 평화롭고 안정적인 경지에 들어선다. 마침내 사랑, 평화, 고요 등을 기반으로 하는, 조화롭고 신비한 창조주의 품에 드는 것이다. 그 넉넉한 품에서는 육체의 모순과 불합리한 부분이 저절로 수리되고 다시 생명이 부여된다.

나는 중추신경의 긴장감을 온전히 풀어 헤치고 물에 젖은 솜처럼, 혹은 시동 꺼진 자동차처럼 전신이 몽롱하게 이완되게 했다. 그런 다음 서서히 몸 깊은 곳을 '마음의 눈'으로 관찰했다.

그렇게 하고 얼마의 시간이 흐르자 중추신경을 따라 어떤 기분 좋은 느낌이 관통했다. 그 기운은 머릿속을 휘젓고, 척추뼈를 오르내리며 척수신경의 막힌 부위를 뚫어주었다.

나는 이것이야말로 굉장한, 보이지 않는 치유의 손길(invisible healing hand)임을 직감했다. 그 손길은 나아가 복부의 장기와 사지관절로 뻗쳤고, 등판과 목과 어깨 등으로도 나아가 그들 부위의 강직을 풀어주고 편안한 신체로 돌아오도록 도와주었다.

이 방법을 시간 날 때마다 해주었다. 근육이 심하게 굳어진 부위에서는 그 손길을 세밀하게 유도해 온 정성을 다해서 강직을 풀어주고 또 풀어주었다. 그러자 그 부위가 상당히 유연해졌다. 대여섯 달 유사한 작업을 정성껏 해주고 나니 마침내 신체 강직이 전반적으로 잘 풀려 불편과 고통이 거의 느껴지지 않았다. 아무래도 염증과 노폐물, 석회성물질 등을 걷어내 신체의 녹이 닦여지고, 죽었던 조직이 재생되기까지 그 정도 기간이 필요했던 것 같다.

그렇다고 해서 아직 강직의 마법으로부터 완전히 풀려난 것은 아니다. 아무래도 유전적 소인이 있는 탓인지 피로와 스트레스가 중첩될 때면 이 증후군이 또 고개를 들려고 한다. 그럴 때면 나는 다시 모든 것을 놓아버리는 마음으로 겸손해지며 창조주의 품에 몰입한다. 그렇게 하면 어느덧 스위치가 켜지려 하던 유전자가 다시 깊은 잠에 들어 나를 괴롭히지 못한다.

이런 방법으로 나는 오늘도 강직인간증후군의 괴롭힘에서 벗어나고 있다. 이런 치료 방법이 널리 전해져 셀린 디옹도 마법의 덫에서 무사히 빠져 나올 수 있기를 바라는 마음이다.

# 18

## 깨끗해진 폐부
## 폐결절

인체 질병들은 서양의학상 서로 다른 명칭을 갖고 있지만, 발생 과정이 비슷해 형제처럼 보이는 것들이 있다. 내 경우 폐결절, 견갑골이상운동증, 석회화건염 등이 그랬다. 이렇게 출발 과정이 유사할 경우 치료법도 동일하게 해주면 좋다. 서로 연관돼 있어 같은 방법으로 한꺼번에 해결할 수 있기 때문이다.

건강 검진 과정에서 흉부 CT 촬영 결과 오른쪽 폐에서 지름 1㎝정도 되는 폐결절이 하나 발견됐다. 결절은 보통 증상 없이 지내다가 어느 날 우연히 발견되는 경우들이 많은데, 악성일 경우 폐암 초기일 수 있으므로 무방비하게 내버려둬선 안 된다.

추가 검사 결과 내 경우는 다행히 양성인 육아종(肉芽腫)이었다. 육아종은 주로 만성적인 염증이 고착화돼 생긴 결절을 말한다. 이렇게 악성 병변이 아니어서 한시름 놓을 수 있었지만, 그렇다고 마음이 편치만은 않았다. 이 육아종이 점점 자라 3cm 이상 되면 악성으로 전환될 수도 있으므로 정기적으로 추적 관찰해야 한다는 의사의 소견이 있었다.

나는 제2장의 만성비염과 중증천식 꼭지에서도 설명했지만 폐의 기능을 부실하게 타고 난 사람이다. 오지(伍指)건강법으로 살펴보더라도 오른쪽 폐의 건강 상태를 나타내는 오른쪽 약지 첫째와 둘째 마디 사이가 가늘고 약간 휘었다. 이를 보더라도 폐에 유전학적으로 어떤 문제가 있음을 알 수 있다. 약지가 반듯하고 튼실한 사람의 폐는 건강하다.

이렇게 폐가 허약하다 보니 어릴 때부터 바이러스질환에 취약해 감기와 독감에 잘 걸렸다. 3살 무렵 폴리오(polio)에 공격당해 왼쪽 다리의 편측마비를 겪은 것도 그런 데 원인이 있지 않았을까 하는 생각도 든다. 나는 오른쪽 폐에서 가래가 끊임없이 올라왔다. 마치 폐 중심부 어딘가에 가래를 끓게 하는 원천(源泉)이 있는 것만 같다. 나는 실제 일상생활에서 그런 가래 샘(?)을 몸으로 느낀다. 대를 이어 내려온 나쁜 유전인자가 날마다 그런 악성 염증을 밀어 올리는 것을 어렴풋이 알고 있다.

그래서 폐결절의 악화를 막기 위해 어느 날부터 이 샘이 저질러낸 가래를 열심히 뽑아내기 시작했다. 폐결절의 육아종은 만성염증이 집적된 탓이라고 하니, 이보다 더 좋은 예방 및 치료법도 찾기 힘들 것이란 판단이 들었다. 나는 주로 새벽녘 잠에서 깨어났을 때 신체에 작업을 걸어 가래를 집중적으로 걸어냈다. 짙은 가래가 뽑혀 나오는가 하면, 묽은 점액질이 끌려 올라오기도 했다.

이렇게 몇 달 간 작업한 뒤 다시 병원을 찾아 흉부 컴퓨터 단층 촬영(CT)을 하자 폐결절 덩어리가 감쪽같이 사라져 있었다. 촬영 영상을 들여다보며 의사도 의아하게 생각했다. 그렇지만 나는 어떤 과정을 거쳐 결절 덩어리를 없앨 수 있었는지 의사에게 설명할 수 없었다. 현대 생체의학의 대처법과는 전혀 다른 방법이기 때문이다. 그 방법은 석회화건염에 관한 설명을 이어가며 함께 밝히고자 한다. 석회화건염과 폐결절은 같은 방법으로 없앨 수 있기 때문이다.

## 19

# 왕밤만한 덩어리는 어디로 갔나
## 석회화건염

몇 달간 오른쪽 어깨가 아프고 그 증상이 점점 심해져 정형외과를 찾았다. 엑스레이 촬영 결과 석회화건염이란 진단이 내려졌다. 의사가 촬영 영상을 들여다보며 설명했다.

"석회 덩어리가 꽤 크네요. 많이 아프셨겠어요."

의사가 손가락으로 가리킨 곳을 보니, 거기에 아닌 게 아니라 돌덩이 같은 것이 자리 잡고 있었다. 왕밤만한 것으로, 가장자리가 몇 군데 뾰족한 형태였고, 오른쪽 어깨와 팔을 연결하는 회전근개 부위에 박혀 있었다.

"이렇게 커지도록 어떻게 참으셨나. 오늘부터 물리치료 잘 받아보세요. 열심히 받으면 효과가 있을 겁니다."

의사 지시대로 물리치료를 시작했으나 도무지 통증이 개선되지 않는 것 같았고, 오히려 번거롭기만 해 며칠 만에 그만두었다.

나는 그 무렵 확인된 폐결절과 견갑골이상운동증이 석회화건염 발생과 무관치 않다는 것을 내심 확신하고 있었다.

　오른쪽 폐의 선천적 병변과 오른쪽 견갑골 이상은 만성 염증에 기인하는 것이다. 나는 이런 염증이 항상 오른쪽 어깨와 오른쪽 뒷목을 거쳐 머리까지 올라갔고, 그 결과 오른쪽 뒤통수에 몇 년째 악성 염증을 만들고 있는 것을 잘 알고 있었다. 두피로 삐져나온 염증은 진물 형태로 끈적끈적했으며, 항상 그곳에 가려움증과 상처를 남겼다.

　또 이 염증은 어깨를 여기저기 맴돌아 어깨 주변부 피부에도 진물이 나오게 했고, 나로 하여금 가려워 수시로 긁게 만들었다. 이렇게 여기저기 확산한 악성 염증이 오랫동안 회전근개 깊은 골에 쌓여 농축됐을 것으로 판단됐다. 그것이 세월의 더께가 얹히며 왕밤만한 석회 덩어리로 커진 것 아니겠는가.

　나는 석회화건염과 견갑골 증상, 폐결절 등을 싸잡아 처치할 방법에 대해 궁리했다. 그들의 생리생태가 유사하므로, 비슷한 방법으로 한꺼번에 해결하면 좋겠다는 판단이 머리를 스친 것이다.

　보통 사람들은 이들 질환이 한꺼번에 확인되면 매우 당황할 것이다. 하지만 나는 원인이 비슷하므로 하나의 질병을 고친다는 생각으로 대처했고, 별달리 당혹스럽지도 않았다.

　나는 편평한 바닥에 누워 몸이 풀리고 의식이 가물가물해질 때까지 이완에 집중했다. 오른쪽 가슴과 어깨, 등판, 그리고 그 안에 들어 있는 폐와 견갑골 등을 보자기로 둘둘 말아 대처하는 마음으로 자율치료 작업을 시작했다. 상체 오른쪽, 어깨 부위부터 횡격막까지 전체 덩어리가 치료 목표 지점이었다.

　먼저 중추신경을 중심으로 하여 전신 이완을 충분히 한 다음 중추신경에 온감, 중감, 진동 등의 치료 반응들을 일으켰다. 그러자 경추와 흉추 부위로 뜨뜻하고 묵직한 기운이 올라왔다. 나는 이 기운을 점점 더 키워 중추신경을 따라 오르내리게 한 뒤 그 힘을 오른쪽 흉강과 어깨, 견갑골 쪽으로 밀어 올렸다.

　치료 반응들은 폐 속 깊숙한 지점과 견갑골 안쪽, 그리고 어깨와 팔이 만나는 지점 등에서 기세 좋게 일어났다. 세찬 진동이나 묵직한 느낌, 혹은 뜨뜻한 기운 형태로 병반 부위들을 달래거나, 찌르거나, 감싸 녹이는 듯한 반응들이 일어났다. 나는 그 반응들을 점점 더 키워 올렸고 그 치유 에너지들을 바탕으로 통증과 불편한 느낌을 진드근히 밀어냈다.

통증은 한두 번의 자율치료로는 말끔히 해결되지 않는 경우들이 있다. 병반 면적이 넓거나 그 뿌리가 깊고 오래된 경우 특히 그렇다. 어깨와 견갑골은 해부학적으로 복잡한 부위다. 평생 몸통과 두경부, 그리고 팔의 움직임을 다양한 각도에서 받아내야 하다 보니 각종 염증과 경직 현상, 통증 등이 뒤따를 때가 많다. 폐도 조직이 복잡하고 내부가 웅숭깊으며 바깥의 나쁜 공기와 바이러스 등이 들락거려 질긴 병의 온상이 되기 쉽다. 나는 자율치료를 반복적으로 실천해 양파 껍질 벗기듯 통증을 한 꺼풀, 두 꺼풀 부지런히 벗겨냈다.

나는 팔을 천천히 360도 각도로 돌리며 병반 부위를 자세히 찾아내는 시도도 했다. 팔의 각도가 달라질 때마다 견갑골과 폐 속, 어깻죽지 부위에서 이런저런 통증들이 확인됐다. 마음으로 신호를 보내 그런 통증들을, 감싸 위무하고 달래며 녹이는 듯하다가, 적절한 상황에서 온 정성을 다해 다시 밖으로 밀어냈다.

이렇게 팔을 돌려 가며 자율치료를 하다 보면 우지직, 혹은 뿌지직 하는 소리가 들리기도 했다. 이는 질병으로 어깨와 팔의 연결 근육이나 견갑골의 근막, 힘줄 등이 손상됐음을 나타내는 객관적 징표다. 이런 경우 자율치료를 상당 기간 지속해줘야 문제가 해결된다는 사실을 나는 익히 알고 있었다. 나는 어림잡아 6개월 이상 같은 작업을 반복해줬고, 덕분에 이상한 소리와 통증을 대부분 내보낼 수 있었다.

이는 병반이 그만큼 많이 정상화됐음을 말해주는 결과다. 자율치료 이전에는 뻑뻑한 느낌이 상존해 돌리기가 어려웠지만, 이제는 팔을 360도 각도로 자유스럽게 돌려도 매우 부드럽고 매끄럽게 돌아가 마음이 편하다.

새벽에 잠에서 깨어났을 때는 흉추와 폐, 견갑골 등을 연결해 이곳에 깊이 있는 자율치료법을 적용하는 습관도 들였다. 이렇게 자율치료를 실시할 때마다 폐 속 깊은 곳에서 가래가 올라왔다. 어느 때는 거무스레하고 짙은 덩어리로 꾸역꾸역 올라왔고, 다른 날은 맑은 액체 형태로 등장하기도 했다. 이렇게 가래를 한철 동안 뱉어내자, 오랫동안 폐 안과 견갑골

경혈 자리에 걸려 있던 좋지 않은 느낌들이 자취를 감췄다.

나는 이와 같은 나름대로의 방법으로 폐결절과 견갑골이상운동증, 석회화건염 등을 한꺼번에 치료할 수 있었다. 치료 결과는 병원의 엑스레이나 흉부 컴퓨터 단층 촬영(CT)을 통해 객관적으로 확인된 바이다.

# 20

## 무너진 계단을 복구하다
### 퇴행성관절염

인간은 붕괴를 전제로 세상에 나왔다. 나도 회갑을 넘기면서부터 신체가 자꾸만 붕괴하는 것을 느꼈다. 무너지는 영혼의 집을 수리하느라 쉴 새가 없다. 붕괴 방어와 수리에 젊을 때보다 훨씬 많은 정성과 노력을 보태고 있다. 이렇게 하지 않으면 붕괴에 가속도가 붙어 더 이상 방어할 수 없게 되고, 저승길이 저만큼에 다가올 수밖에 없을 것이다.

퇴행성관절염은 신체의 퇴행성 병변을 대표한다. 척추, 어깨, 무릎, 골반, 발목 등의 관절이 고장나, 그야말로 인생의 발목이 잡힌 듯한 형국이 된다. 특히 무릎, 발목, 엉덩이관절 등이 문제를 일으키면 잘 걸을 수 없어, 인생의 계단이 무너진 것 같은 처지가 된다.

무너진 계단 앞에 주저앉은 환자에게 현대의학이 해줄 수 있는 조치는 많지 않다. 그런 조치들이나마 명쾌하지 않고,

대체로 시간이 많이 걸리며, 치료비도 지속적으로 들어간다. 심할 경우 인공관절치환술을 한 뒤 수개월 간 앉거나 누워 지내야 한다. 그럼에도 불구하고 무너진 계단을 복구하지 못해 절망하는 사람들이 적지 않다.

척추관절에서부터 심각한 퇴행성 병변이 있음을 나는 확인했다. 주로 경추와 흉추 부위에 아리거나 불유쾌한 느낌이 깊이 박혀 있곤 했다. 그곳이 항상 뻑적지근해 양 어깨를 좌우로 벌려 답답증을 해소하려 했고, 어느 때는 심각한 통증과 함께 그 부위가 굳어져 찜질도구로 왜곡 상태를 풀어주려 애쓰기도 했다.

그럼에도 불구하고 증상이 개선되지 않아 병원에서 엑스레이 촬영을 했다. 촬영 영상에 나타난 결과는 충격적이었다. 경추와 흉추의 연골들이 많이 닳아 동그스름한 척추 뼈들이, 쌓아놓은 기왓장처럼 겹겹이 내려앉아 있었던 것이다. 의사는 어쩌다가 이렇게까지 됐느냐며 혀를 끌끌 찼다.

어깨관절은 폐결절, 견갑골이상운동증 등과 함께 찾아왔던 것으로 추측된다. 오랫동안 오른쪽 어깨관절 주위를 감돈 만성 염증이 퇴행성 변화를 초래한 것으로 짐작된다.

고관절은 어느 날 오른쪽 골반과 대퇴골이 맞닿은 부위가 심하게 아파 제대로 걸을 수 없게 되면서 심상찮은 질병이 덮친 것을 눈치챘고, 이로 인해 병원 검사를 받아 확인했다. 골반과 대퇴골두가 맞닿는 부위에 석회가 끼고, 연골이 닳아 통증을 유발하는 것을 알 수 있었다.

무릎관절은 오른쪽 반월상연골판 손상과 동시에 나타났다. 반월상연골판은 무릎관절 바깥쪽의 빈 공간을 채워줘 무릎에 위아래로 가해지는 충격을 흡수하는 구조물이다. 이것이 찢어져 무릎관절에도 악영향을 끼쳤던 것 같다. 관절이 뻣뻣해지고 염증이 생겨 붓는 등의 이상 증세가 계속 따라다녔다.

발목관절은, 그렇지 않아도 어릴 때 걸린 소아마비 후유증으로 왼쪽이 유연하지 않고 상당히 굳어 있었는데, 등산을 다니다 몇 차례 삐걱하며 접질려 퇴행성 변화가 가속화했다. 나는 왼쪽 발목 관절염 증세가 심해지면서 통증 때문에 그렇게 좋아하던 등산도 거의 못 다니게 됐다. 그래서 평지 걷기 운동으로 대체했으나, 염증이 심해지고 연골이 점점 더 닳아 걷는 일조차 힘든 처지가 됐다.

무릎관절염은 계단을 올라갈 때 많은 고통을 줬다. 지하철 계단 등을 오를 때 오른쪽 무릎이 바늘로 찌르듯 아파 에스컬레이터나 승강기를 찾는 신세가 되고 말았다. 나는 이제 폐인이 돼 사회생활을 접고 집안에 들어앉거나 휴양지로 떠나야 하는 것 아닌가 하는 참담한 심정이 됐다.

그렇다고 해서 자포자기만 하고 있을 수도 없는 노릇이었다. 나는 신체를 다시 일으키기 위해 악전고투했다.

각종 관절 증상이 내게 동시다발적으로 나타난 것은 아니다. 처음 척추관절에서 심각한 퇴행성 변화를 확인했을 때는 뚜렷한 방법이 없어 절망했지만, 무릎관절에서 문제를 발견했을 때는 정신이 번쩍 들었다. 무릎관절염은 병원에서 이런저런 치료 방법을 제시한다. 관절 주위 근육과 인대 강화를 위해 수영, 자전거 타기 등의 운동과 허벅지 앞쪽 근육 강화 운동 등을 추천한다. 비만 해소로 무릎에 가해지는 하중을 줄여주는 것도 중요하다고 강조한다. 또 온열요법, 마사지, 경피신경 자극요법 등의 물리치료로 증상 완화와 근육 위축 방지를 돕는다.

나는 우선 과체중이어서 식사량을 줄여 체중을 줄이는 일부터 실천했다. 이와 함께 무릎 마사지와 온열요법 등으로 무릎 주위 근육을 강화해 관절염 증상을 다소 완화할 수 있었다. 그런데도 근본 치료는 되지 않았고, 걸을 때 크고 작은 통증이 계속 따라다녔다. 발목관절도 같은 방법으로 대응했으나 역시 만족할만한 효과가 나타나지 않았다. 왼쪽 발목은 오른쪽 무릎보다 더한 고통과 지장을 줬다.

그러다가 통증이 고관절을 덮쳤을 때는 정신이 더 번쩍 들었다. 내 경우 오른쪽 고관절 통증은 무릎과 발목의 그것을 압도했다. 묵직한 통증이 그 자리를 초토화하듯 덮쳐 아예 다리를 끌고 이동하는 것이 불가능한 신세가 됐다. 나는 그즈음 인생의 계단이 완전히 무너진 것을 느꼈다.

날마다 소태 씹는 표정으로 방바닥에 등을 붙이고 누워 지내야 했다. 무너진 육체로 인해 그렇게 세월마저 죽이다가, 다시금 자율치료로 몸을 일으켜 봐야겠다고 마음먹기에 이르렀다.

그 무렵 나는 어느덧 자율치료의 경지가 높아져 있었으나, 관절 및 뼈와 관련해서는 자율치료의 적응 속도가 느림을 알고 이를 관절 관련 제반 질환에 적용할 필요성은 못 느끼고 있었다. 그러다가 팔 뼈 골절 환자가 골절 부위를 기브스 한 뒤 자율치료로 유합(癒合)을 촉진해 보름 만에 석고를 푼 것을 목격하고는 생각을 바꾸게 됐다.

나는 전신의 관절 질환에 자율치료법을 적극적으로 적용하기 시작했다. 우선 경추와 흉추 부위에 이 치료법을 접목했다. 그 전에도 다른 질환 치료를 위해 중추신경을 자극하곤 했으나, 이번에는 경추와 흉추를 중심으로 매우 능동적으로 작업을 걸었다. 전신 이완을 최대한 깊이 한 상태에서 경추와 흉추 부위에 대한 부분 이완을 한 차례 더 실시했다. 그런 뒤 심상법으로 진동이 일어나는 상상을 절실한 마음으로 그곳에 접목했다.

그런 나의 마음 행위는 얼마 지나지 않아 육체의 반응으로 돌아왔다. 병변 부위에서 세찬 진동이 일어나며 척추가 위아래로 꿈틀거리는 게 아닌가. 그런 꿈틀거림은 묵직한 느낌과 뜨뜻한 느낌도 동반해, 막힌 봇도랑 치우듯 경추와 흉추 부위의 경색 상태를 풀어주었다.

나는 상체를 비틀어주거나 스트레칭해 척추 뼈를 좌우 또는 상하로 벌어지게 했다. 그리고는 그렇게 벌어진 틈으로 진동 현상이 잘 파고 들어 그곳의 병반을 물리치도록 마음으로 조력자 역할을 해주었다. 이렇게 일정 시간 동안 작업하자 막히고, 꼬이고, 뒤틀린 느낌이 싸하게 빠지고 문제 부위에 신선하며 행복한 기운이 가득 들어찼다. 아마도 진지한 자율치료로 병변 부위의 염증 덩어리가 밀려나고 신선한 혈액이 그 자리에 들어와 치료를 촉진했던 것 같다.

그 후에도 시간 날 때마다 동일한 작업을 반복했다. 염증이 계속 쫓겨나고 혈액이 활발히 돌면서, 혈액을 따라 호르몬과 영양분과 산소가 공급됐고 줄기세포의 분화도 가속화해 근육, 인대, 힘줄, 연골 등의 조직이 일정 부분 재생된 것 같다. 항상 답답하고 뭔가 꽉 막혀 있던 자리에 이제는 신선하고 개운한 느낌만 솔솔 감돈다. 마치 그곳을 그러쥐고 있던, 저승사자의 뭉툭한 손길이 떨어져 나간 것만 같다.

다음으로 오른쪽 고관절에 정성을 다해 대응했다. 척추에 강하게 일어난 치료 반응을 그곳으로 이동시키니, 대퇴골과 골반이 만나는 부위에 매우 육중한 기운이 달라붙었다. 나는 그 기운을 온양(溫養)하고 또 온양했다. 그러자 그 기운은 점점 더 강화되고 확대돼 고관절과 그 주변을 온통 묵직하고 뜨뜻하게 그러쥐었다.

이런 현상이 여러 날 반복되도록 정성에 정성을 보탰다. 그런 일로 고관절의 석회와 염증이 빠져나간 덕분일까. 그곳을 짓누르던 불유쾌한 통증이 썰물처럼 빠져나가 나는 어느 날부터 살 것 같은 기분이 되었다.

나는 오른쪽 무릎관절에도 기도하는 심정으로 대응했다. 이완을 통해 주의집중하고 기다리노라니, 갑자기 어떤 세찬 기운이 초토화하듯 무릎을 덮치는 게 아닌가. 그 기운은 무릎을 안팎으로 찜질해 한동안 찌릿찌릿한 느낌이 감돌게 했다. 그런 현상이 밀려나고 나서 몸을 일으키자, 그 전에만 해도 서걱거리고 뻣뻣해 걷기 힘들게 하던 무릎이 아무 증상도 없는 듯 정상화했다. 나는 이후에도 계속 무릎에 대한 대처를 계속해 지금까지 건강한 상태를 유지하고 있다.

양쪽 어깨 관절은 심한 염증 침착으로 관련 조직이 꽤 손상된 상태였다. 나는 바닥에 누워 팔을 빙빙 돌리며 통증 부위를 찾아냈고, 그곳에 자율치료법을 적용했다. 이 치료법으로 등장한 진동과 뜨뜻한 기운을 앞세워 통증과 염증을 진드근히 밀어냈다. 몇 달간 이를 지속하자 주위 조직이 상당 부분 재생됐는지 더 이상 통증이 느껴지지 않았고, 양쪽 팔을 360도 각도로 자연스럽게 돌릴 수 있었다.

나는 왼쪽 발목관절염 치료에도 심혈을 기울였다. 발목관절염은 고착화한 소아마비 후유증이 겹친 탓인지 제대로 치료되지 않았다. 다만 자율치료를 집중하면 발목을 두툼하게 만들던 염증이 빠져 부기가 가라앉고 통증이 완화됐다. 이런 방법으로 발목관절염을 다스리고 있다.

세월이 자꾸 흐르는 탓으로 관절에 가해지는 퇴행성 변화도 멈추지 않는다. 나는 덮치는 노쇠 현상을 날마다 몸으로 느낀다. 그럴수록 관절을 중심으로 한 나의 방어 능력도 살아난다. 나는 매일같이 전신에 자율치료를 적용하며 관절을 다스린다.

먼저 척추를 중심으로 묵직하게 진동, 온감, 중감 등의 치료 반응을 일으켜 그 힘으로 경추와 흉추를 충분히 위무한다. 그러다가 마음의 방향키를 돌려 흉추신경 아래, 양쪽 다리로 치료 반응들이 뻗쳐 내려가게 한다. 치료 반응들은 그렇게 좌골, 대퇴골, 무릎, 발목 등으로 내려가며 찌릿찌릿한 느낌을 선사한다. 이때 다리나 발목을 적절히 비틀어주면 삐걱! 하거나, 딱! 하는 소리들과 함께 탁기와 노폐물이 스멀스멀 빠져나간다. 그 자리에 신선한 기운들이 밀려든다. 면역 환경이 개선돼 관절과 주변부 조직이 재생되는 과정에서 나타나는 현상들이다.

나는 어깨와 팔로도 비슷한 방법으로 치료 반응들을 이동시켜 거기서도 관련 관절 조직의 재생 효과가 반복되도록 정성을 다한다. 전신의 퇴행성관절염을 다스려 무리 없는 노년을 보낼 수 있도록 돕는 자율치료의 위대한 효과를 독자 여러분 모두가 누릴 수 있기를 기원한다.

# 기타 질병 : 악성 발톱무좀, 치질, 이명, 견갑골 이상운동증, 전립샘비대증

지금까지 유년기, 청소년기, 장년기, 그리고 노년기를 거치며 내가 앓았던 20가지 난치병 극복기를 경험담을 곁들여 소개했다. 평생 동안 다가와 내게 응전(應戰)을 불러일으킨 질병들은 이들 외에도 많다. 며칠 밤을 새워 가며 이야기해도 다 하기 어려울 만큼 질병들의 도전이 심했고, 나는 그들을 따돌리느라 긴 세월동안 총성 없는 전쟁을 치러야 했다.

악성 발톱무좀은 내가 가장 오랫동안 앓은 질병 중 하나다. 20세 대학생 때부터 걸려 환갑이 되던 해까지 발가락이 간질간

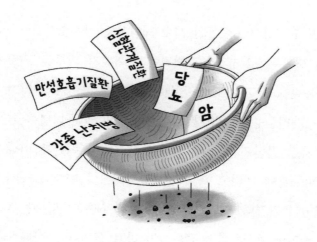

질한 증세를 견뎌야 했으니, 나는 무려 40년 동안 골탕 먹은 셈이다. 집안 형님이 군대 복무 중 동료 사병에게서 전염된 그 질병을 제대 후 내게 다시 감염시켰다. 한쪽 발톱이 썩듯 무좀균에 점령당했고, 점점 악화하며 엄지발가락을 포함해 7~8개의 발톱을 전염시켰다.

나는 피부과 병원 진료로 먹는 약을 복용함으로써 무좀을 치료할 수 있었다. 그런데 얼마가 지나면 무좀은 다시 서서히 나를 공격해왔다. 그러면 나는 또 다시 피부과를 찾아 약을 처방받았고, 무좀의 기세는 꺾였다. 하지만 방바닥이나 구두 등 주변에서 무좀균이 완전 제거되지 않는 것이 문제인 듯했고, 치료와 재발이 그렇게 오랫동안 시소 게임하듯 반복됐다.

종내 발톱은 코끼리의 그것처럼 두꺼워져 피부를 찌르며 통증을 유발했고, 걷기도 불편했다. 발가락 사이가 갈라져 피가 나거나, 가려움증으로 밤잠을 설치는 등의 일이 다반사였다.

언젠가는 큰딸의 얼굴에 이상한 피부병이 번졌다. 아내가 아이를 피부과에 데리고 다니며 치료받았으나 제대로 낫지 않았고, 고민이 커졌다. 이런저런 약 처방을 해주던 의사는 나중에 '혹시 집안에 무좀 환자 없나요?' 하고 물었다고 한다. 남편이 오래된 무좀 환자라고 하자 의사는 고개를 끄덕이며 다시 약을 처방했고, 딸은 그것을 복용한 뒤에야 피부병을 고칠 수 있었다. 무좀은 이렇게 오래도록 성질 고약한 손님 역할을 했다.

나는 수년 전 전, 미국 하버드대 의학박사 앤드류 와일(Andrew Weil)이 집필한 《자연치유》 (원제·Spontaneous Healing)란 책을 읽었다. 이 책은 '자연스럽게, 그리고 저절로 낫게 하는 것이 최상의 치유'란 내용을 담고 있다. 몸은 스스로를 치유하는 법을 알고 있다는 것이 저자가 책에서 줄곧 강조한 말이다. 저자는 이 책에 심상법으로 사마귀가 사라지는 상상을 함으로써 실제로 사마귀를 제거한 사람을 많이 보았다고 적었다.

나는 이 구절이 눈에 확 띄었다. 보통 사람들이라면 '말도 안 되는 얘기'라고 치부하겠지만, 평소 심상법에 관심 많던 내게는 범상하게 스쳐 지나가지 않았다. 이것은 동양식으로 해석하면 미국에도 약 대신 기혈을 환부에 열심히 보내 사마귀를 치료하는 이들이 많다는 얘기였다. 그렇지 않아도 오랫동안 독성 강한 약으로 골머리를 앓아온 나는 이 방법을 무좀 치료에 적용해보기로 했다.

　그 무렵 나는 자율치료로 전신의 관절질환을 다스리는 데 전념하고 있었다. 나는 중추신경에서 일으킨 자율치료 반응을 두 다리로 더 적극적으로 내려 보내기 시작했다. 치료 반응은 다리를 지나며 찌릿찌릿한 반응들을 기분 좋게 선사했다. 나는 그 반응을 더 밀고 내려가 발가락까지 닿게 했다. 그러자 무좀균이 번성한 환부 주위에서 뭔가 콕콕 찌르는 듯한 느낌이 올라왔다. 그 느낌은 기분 나쁘지 않고 신선했으며, 자율치료 작업을 할 때마다 발가락 사이사이에서 일어났다.

　나는 취미생활 하듯이 같은 작업을 되풀이해 무좀 부위를 다스렸다. 한 달 이상 그렇게 하고 있노라니 발가락에서 변화가 일어났다. 가려움증과 진물, 갈라짐 현상이 사라지고, 발톱 무좀도 서서히 세력을 잃어가는 게 아닌가.

그렇게 몇 달 동안 반복하자 괴사한 발톱이 새 발톱에 밀려 나갔다. 손톱깎이로 그것을 조금씩 자를 때마다 새 발톱의 면적이 넓어져, 마침내는 썩은 발톱이 온전히 밀려났다. 모든 발톱이 새 발톱으로 대체됐고, 무좀과 관련한 다른 증상들도 사라졌다. 양약을 복용하지 않았는데도 이런 결과가 나온 것에 대해 감탄했다.

나는 그 후에도 발가락으로 자율치료 반응들을 계속 내려 보냈는데, 5년이 지난 지금까지도 무좀은 재발하지 않고 있다.

가만 생각해 보니 자율치료를 할 때마다 혈류가 확확 도는 것이 느껴졌는데, 그 과정에서 백혈구가 혈액을 따라 대량으로 보내졌고 이들이 무좀균과 싸워 승리를 거둔 결과인 것 같다. 백혈구야말로 세균 등 외부 공격으로부터 우리 몸을 지키는 전사(戰士)다.

발가락은 우리 몸의 말단 부위여서 혈액이 원활히 미치지 못하는 경우가 많다. 특히 노폐물이나 활성산소 등이 몸 여기저기를 막고 있으면 혈류의 원활한 이동이 방해받아 말단 부위가 피해를 입는다. 나는 선천적으로 수족냉증이 다소 있는 사람이다. 수족이 차다는 것은 그곳에 혈액이 잘 돌지 않는다는 뜻이다. 이런저런 이유로 신체 말단에 전사들이 제대로 등장하지 못하니 세균들이 제 세상 만난 듯 번성했던 것이다. 악성 발톱무좀을 원천퇴치하게 되면서 나는 인체의 신비를 다시 한 번 느꼈다.

치질도 내 몸을 수십 년간 따라다닌 병환이다. 치질은 항문 안팎에 작은 군살이 나온 증상이다. 자극성 있는 음식이나 술을 지나치게 먹는 생활, 오래 앉아 있거나 서 있는 습관, 변비나 설사 같은 묽은 변이 계속 나와 어혈이나 탁한 기운이 항문으로 내려가는 경우, 변기에 앉아 오랫동안 스마트폰을 보는 경우 등이 원인이 된다. 주요 증상은 항문 안팎에 콩알 크기부터 그 이상 되기도 하는 결절이 삐져나오거나, 배변 후 항문이 아프고 개운치 않은 것 등이다. 때로는 결절이 터져 선홍색 피가 나오기도 한다.

내 경우는 오랫동안 과민성대장증후군으로 대장 기능이 무력화한 것이 치질의 원인이 됐던 것으로 보인다. 대장은 상위 기관이므로 그 기능이 약화하면 하위 부위에서 항문 및 직장(直腸)

335

의 병변을 일으킬 수 있으며, 심하면 탈장을 초래하기도 한다.

병원 검사를 받으니 치질 2기로 나왔다. 수치질로, 군살이 아래로 축 처진 상태였다. 의사는 심하지 않지만 방치하면 곤란해진다며 적극적인 비수술 요법을 권했다. 집에서 항문에 집어넣을 수 있도록 어떤 알약을 권했고, 나는 귀가해 의사 지시대로 따랐다.

여러 번 의사 지시를 이행했지만 뚜렷한 효과가 없었다. 그러는 사이 선홍색 혈변이 몇 차례 나와 나를 더욱 근심 속에 몰아넣었다.

그러던 차에 운이 좋았던지 그 무렵 적용한 자율치료로 과민성대장증후군 증상이 개선되면서 치질 증세도 조금씩 완화하기 시작했다. 아랫배에 온감, 중감, 진동 등을 유도해 하복부를 묵직하게 잡아주는 작업으로 대장의 기능이 점점 좋아져 묽던 변이 정상화했다. 그러면서 오랫동안 항문에 전해지던 부정적 영향이 차단돼 증세 호전으로 이어졌던 것 같다.

나중에는 대장 기능이 탱탱해지면서, 그동안 밖으로 축 처져 내려와 있던 군살도 일부 위로 끌려 올라갔다. 그렇다고 해서 군살이 모두 사라지진 않고 일부 남아 있지만, 그 후 생활하는 데는 별다른 불편을 모르고 지내왔다. 다른 관련 증상도 나타나지 않았다. 나 이외의 환자들도 이런 방법으로 치질의 악화를 막아 수술 받는 고통에서 벗어날 수 있었으면 좋겠다는 생각이 든다.

이명은 처음에는 은은하게 들려 주위 풀벌레 소리인 줄 알았다. 그런데 낮이고 밤이고 들려와 벌레 울음소리가 아님을 깨달았다. 내 몸 자체, 귀속 깊은 곳에서 올라오는 소리였다. 그 소리는 잦아졌다, 다시 들렸다 하더니 어느 날부터 점점 커졌다. 마침내 쇳소리처럼 시끄러워졌고, 어느 때는 해안 절벽에 파도 부딪치는 소리처럼 확대됐다.

그 괴상한 울림으로 인해 잠을 제대로 이룰 수 없었다. 잠을 청하려 하면 소리가 더 확대돼 잠이 확 달아났다. 그래서 음악을 적당히 틀어놓고 귀울림이 커버되게 하며 잠을 청하는 날이 많았다. 낮에 일부러 땀 흘려 운동해 몸이 지치게 만든 다음 잠자리에 들기도 했다. 그럼에도 불구하고 귓속 쇳소리는 사라지지 않고 수년간 나를 괴롭혔다. 밤에 도무지 잠을 이룰 수 없어 정신 나간 사람처럼 잠옷 바람으로 길거리를 배회한 적도 있다.

이명은 한쪽이나 양쪽 귀에서 벌 윙윙대는 소리, 매미 소리, 기계 돌아가는 소리, 폭포수 떨어지는 소리, 바람 소리, 사이렌 소리 등의 형태로 들리기도 한다. 어느 날 갑자기 나타났다가 사라지기도 하지만, 10년 이상 이비인후과를 다녀도 증상이 남아 괴로워하는 이들이 있다. 한국인의 15% 정도가 경험할 정도로 흔하다. 이렇게 환자가 많은데도 현대의학으로 치료가 잘 안 되는 난치병이다.

그 이유는 원인이 다양하기 때문이다. 주로 청각기와 그 주변부의 혈관, 근육 및 신경의 병변 등으로 발생하지만, 이들 병변은 귓속 자체뿐 아니라 신체 다른 부위의 문제와 연관되기도 해 근본 원인을 찾아내기 쉽지 않다. 또 그 원인을 알아냈다 해도 이를 제거하기 쉽지 않다보니 귀울림 해소는 헷갈릴 수밖에 없다.

청각기와 그 주변부 손상은 스트레스로 인한 혈액순환 장애, 심장·폐·콩팥·간장 등의 질환, 두경부 질환, 호르몬 불균형, 염증성물질의 정체 등 다양한 원인으로 발생한다. 내 경우는 폐에서 오랫동안 가래 등 염증성물질이 형성돼 두경부로 밀고 올라가며 청각기 주변부의 면역 환경을 훼손했고, 그로 인해 이명이 만성화한 것으로 판단됐다.

이명을 해소하기 위해 폐의 병변을 다스리는 게 중요했다. 마침 그 무렵 나는 폐결절 치료를 위해 폐 깊숙한 곳에 자율치료를 유도하는 훈련을 하고 있었다. '폐결절', '견갑골이상운동증', '석회화건염' 등의 꼭지에서도 설명했듯이 나의 폐결절은 오랫동안 폐 안의 염증이 고착화해 생겨난 것이다. 이를 치료하기 위해 폐와 흉추 부위에 진동을 강하게 걸었고, 짙은 가래가 기도를 따라 꾸역꾸역 올라왔다.

그 과정에서 폐로부터 두경부까지 올라가 청각기 주변부를 손상시키던 염증성물질들도 계속 끌려 내려왔다. 이런 작업을 한 달여 지속하자 무언가 항상 막혀 있는 것 같던 청각기 주변이 시원하게 뚫렸다. 덕분에 병반이 치료됐는지 오른쪽 귀울림도 더 이상은 들리지 않았다.

그러다가 심장질환으로 입원하는 소동이 발생하면서 이명이 다시 등장했고, 수년간 심장 치료에 매진한 결과 다시 잦아들었다. 피로가 쌓이거나 스트레스가 농축돼 혈액순환이 막힐 때도 이명이 재발했다. 이럴 경우는 혈액순환을 위해 등산, 조깅, 아파트 계단 오르기 등 유산소 운동을 해주거나, 욕조에서 뜨거운 물에 몸 담그고 땀 흘린 뒤 잠을 깊이 잤다.

척추를 중심으로 진동을 걸어 사지 관절과 장기에 확산시키고 전신의 막힌 경혈을 뚫어 신체 활력을 도모하는 작업도 일상적으로 게을리 하지 않았다. 이런 생활을 반복하며 원인이 쌓이지 않도록 하자 귀울림이 더 이상은 나를 괴롭히지 못하게 됐다.

견갑골이상운동증은 어느 날 갑자기 생겨난 것이 아니다. 나는 수년 전부터 오른쪽 어깻죽지 뒤쪽, 견갑골(어깨뼈) 깊은 곳의 병변으로 주변 근육과 어깨, 목 등에서도 줄곧 통증과 불편한 느낌을 느껴 왔다.

견갑골은 역삼각형 모양의 넓적한 뼈다. 이 뼈와 연결된 근육에 염증이 침착하거나, 같은 뼈 안쪽이 노폐물로 막히거나, 뭉쳐 있는 등 병변이 생기곤 한다. 나는 이 견갑골의 병반이 폐에서 올라온 가래 때문인 것으로 파악됐다. 혹은 견갑골 염증이 폐로 연결돼 그곳 염증 샘을 통해 올라오고 있는 것인지도 모를 일이었다. 아무튼 이런 병변으로 인해 나는 오른쪽 팔이 자연스럽게 올라가거나 돌아가지 못했으며, 팔을 움직일 때마다 통증을 참기 힘들었다.

외관상으로도 오른쪽 어깻죽지가 무언가 두툼한 것을 그 안에 넣어놓은 것처럼 왼쪽보다 비대해져 있었으며, 라운드 숄더(어깨가 앞으로 둥글게 말린 상태) 증세를 드러냈다.

이 질환은 교차로가 차량들로 인해 꽉 막힌 상황에 비유할 수 있다. 운전자들이 우왕좌왕하고, 시간에 쫓기는 승객들이 짜증을 낸다. 교차로의 동맥경화를 해소하지 않으면 사회 문제화하듯이, 견갑골 이상도 치료하지 않으면 다른 질병들이 유발된다. 특히 견갑골은 폐와 심장으로 연결되는 주요 경혈 자리이므로 여러 흉부질환이 야기될 수 있다. 또 견갑골 염증이 어깨로 올라가 어깨관절의 여러 문제를 초래할 수 있고, 목을 거쳐 뇌로 올라가 갖가지 뇌병변의 원인이 될 수도 있다.

나는 폐의 염증과 함께 불량한 자세와 혈액순환 장애 등도 견갑골의 문제를 일으키는 데 일조한 것으로 생각됐다. 이런 견갑골이상운동증 치료법은 앞의 석회화건염 꼭지에 함께 자세히 적어놓았으므로 여기서는 반복된 설명을 생략한다.


전립샘비대증은 많은 남성들을 곤경에 처하게 한다. 나 역시

이 질환으로 10여 년 간 고생한 처지이다. 지금은 증상이 많이 완화해 큰 불편 없이 지내고 있지만, 몇 년 전만 해도 사정이 매우 심각했다.

밤에 요의(尿意)가 고샅을 찔러 잠에 취한 몸을 억지로 일으키느라 고통 받아야 했다. 그런데 막상 비틀거리며 화장실에 들어가면 소변이 제대로 나오지 않았다. 가느다란 소변 줄기가 끊어졌다 이어졌다 하며 변기로 떨어졌고, 양도 많지 않았다. 그렇게 양이 적은데도 요의는, 예전 건강할 때 방광에 소변이 가득 차 화장실로 달려갔을 때의 강도와 비슷했다.

소변을 다 보고 난 뒤에도 잔뇨감이 남아 한동안 변기 주위를 서성거려야 했다. 다시 잠자리로 돌아와 잠이 들었지만, 두어 시간 지나면 소변 신호가 다시 몸을 찔렀다. 이렇게 밤마다 두세 차례 화장실을 들락거리다 보면 숙면을 취하기 어려웠다.

어느 때는 오줌 줄기가 심하게 끊겨 여성처럼 엉덩이를 드러낸 채 좌변기에 앉아 소변을 봐야 했다. 남자로서 수치심이 극에 달하는 순간이었다.

낮이라고 해서 상황이 별반 다르지도 않았다. 요의가 느껴질 때 바로 화장실을 찾지 않으면 소변이 절박하게 터져 나오려 해

당황한 적이 한두 번이 아니다.

이 질환은 노화로 남성호르몬 생성이 줄어 발생한다. 전립샘은 요도를 둘러싼 남성 생식기관의 일종이다. 이 전립샘이 남성호르몬 부족으로 점점 비대해지면 요도가 압박 받아 소변보기 힘들어지고, 절박뇨와 잔뇨감도 초래된다. 50대 50%, 60대 60%, 70대는 70%가 앓는 등 나이에 비례해 환자수가 증가한다. 사망할 때는 전립선암의 전단계인 선암 병변을 드러내는 경우가 많을 만큼 남성에게 숙명적인 질환이다.

양방에서는 전립샘절제술이나 레이저 수술로 이 질병을 치료한다. 요도의 압력과 긴장을 낮춰 주는 약제나 전립샘 크기를 줄이는 약제 등을 처방해 치료하기도 한다. 한방에서는 침을 놓아 전립샘 크기를 줄여주기도 한다. 하지만 이렇게 처치해도 나중에 부작용이 나타나거나 재발하기도 하는데, 양·한방의 한계점이다.

나는 이 질환도 발기부전과 유사한 방법으로 대처해 효과를 봤다. 주로 전신진동을 일으켜 몸의 막힌 곳을 뻥뻥 뚫어놓고 기혈이 원활히 돌게 만들었다. 그런 다음 마음의 방향키를 돌려 진동이 기세 좋게 하복부와 사타구니, 허리 등으로 향하게 했다. 그러자 전립샘 부위에 찌릿찌릿한 느낌이 반복적으로 접목되면서 희열이 느껴졌다.

나는 여러 날 그런 작업을 되풀이했다. 그런 다음 소변을 보노라니, 오줌 줄기가 굵고 시원하게 뻗치는 것을 경험할 수 있었다. 그렇지만 진동을 적용하지 않고 며칠 지내면 소변줄기는 다시 비실거리며 내려왔다. 그래서 몇 달 동안 내리 전신진동과 사타구니 등을 대상으로 한 부분진동을 줄기차게 적용하고 나자 비로소 소변줄기가 정상으로 돌아왔다.

나는 요즘도 전립샘 다스리는 작업을 게을리 하지 않는다. 전립샘 크기가 줄어든 것 같긴 하지만, 세월의 수레바퀴가 계속 전진하니 결코 방심할 수 없는 노릇이다.

이렇게 하여 나는 오늘도 내 영혼이 불편을 조금이라도 덜 느끼게 하기 위해 신체수리공으로서의 역할을 충실히 이어가고 있다.


지금까지 독자 여러분의 이해를 돕기 위해 주로 서양의학 방법으로 난치병들을 구분하고 각각에 대한 극복 과정을 적었지만, 사실 질병은 너무 따로따로 나눠 대처할 일이 아니다. 이렇게 하면 치료 도중 모순과 혼란에 봉착할 수 있다. 서로 중첩됐거나 연관된 질병들이 적지 않기 때문이다.

예를 들어 강직성척추염과 강직인간증후군 등은 증상이 비슷비슷한 측면이 많다. 후종인대골화증과 파킨슨병, 베체트병과 패혈증 등도 마찬가지다. 섬유근육통과 복합부위통증증후군 및 관절질환 역시 증세가 유사하거나 겹치는 부분이 많다. 그러므로 이들을 너무 자세히 구분해 대응하려 하지 말고 종합적으로 다스린다는 지혜를 가질 필요가 있다.

매우 과학적이고 분석적인 서양의학은 그런 특징으로 인해 항생제 개발과 외과적 수술 등의 분야에서 괄목할만한 업적을 쌓았지만, 많은 만성질환과 난치병을 해결하지 못하는 한계도 드러내고 있다. 이는 인체를 전인적이며 통찰력 있게 바라보지 않고 지나치게 미시적이며 세부적으로 접근하는 방식이 가져다주는 한계점이다.

인체는 모든 부위가 서로 유기적으로 긴밀히 연관돼 있다. 어떻게 보면 질병은 큰 틀에서 하나라고도 볼 수 있다. 그야말로 '유기체인 몸의 부조화'이다. 신체 부조화가 이런저런 형태로 가지를 뻗고 실체를 드러내 질병이 등장하는 것이다. 그러므로 이러한 부조화를 전격적으로 다스려 유기체를 전인적, 종합적으로 위무하는 자율치료는 그 쓰임새와 역할이 뛰어나다고 할 수밖에 없다. 나는 때로는 질병 몇 가지를 동시에 다뤄 만족할만한 효과를 거두기도 했다.

요즘 사람들은 병이 나면 무조건 병원부터 찾아가려고 한다. 질병은 의사에게 맡겨야 한다는 고정관념이 강하다. 의사가 하라는 대로 한다. 이렇게 되면 내 몸의 주인은 바로 의사이며, 나는 의사의 하인 신세가 된다.

내 몸의 주인은 바로 나다. 정신을 가다듬고 자기 탐색을 하면 내 몸 상태를 똑바로 알 수 있다. 그러므로 전문가인 의사에게 진찰받되, 필요에 따라 내가 가장 잘 아는 제 몸을 갖은 정성으로 돌보는 지혜가 요구된다. 이는 학교에서 배우는 타율적 학습 외에 스스로 능력을 키우는 자율학습이 함께 중요한 이유에도 비유될 수 있다.

내 병을 초래한 당사자는 바로 나 자신이다. 유전자가 원인이라면 이 세상에 오기 전의 잘못된 행위들이 유전자 코드에 부정적 영향을 입힌 탓으로도 볼 수 있다. 이번 생이 잘못이라면 무리한 생활습관이나 집적된 스트레스 때문이라 할 수 있다. 원인이 무엇이든 내 병은 대부분 내가 부른 것이므로 전문가 도움을 받더라도 내가 통찰력 있게 고친다는 의지와 자세를 가져야 한다. 그런 면에서 타율치료에만 경도된 현대인들이 자율치료에도 함께 관심을 가져줄 것을 당부한다.

# 새로 태어나는 육체

　요즘도 나는 시간 날 때면 취미생활 하듯 자율치료에 빠져 지낸다. 우선 새벽에 잠에서 깨어나면 전신을 관조해 문제 있는 부위를 찾아낸다. 질병을 대부분 컨트롤했다고는 해도 선천적인 유전자 한계로 인해 취약성이 곳곳에서 드러날 수 있다. 게다가 이제 일흔으로 달려가는 나이여서 육체는 점점 더 퇴행성 변화를 보일 수밖에 없다. 누워 실눈을 뜨고 온몸을 '마음의 눈'으로 훑다보면 통증 감돌거나 불편하거나 애매한 부위가 나타나는데, 이들이 바로 문제 부위다. 이곳에 자율치료를 접목해 신체를 정상화하는 작업을 매일같이 건강 적금 붓듯이 하고 있다.

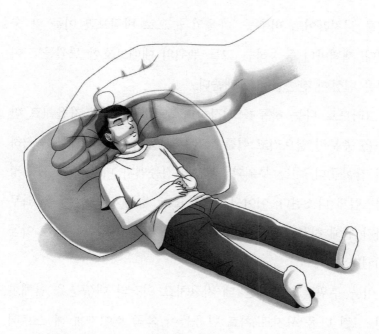

　내 경우 아직도 심근경색증의 완전한 치료가 도전이자 과제로 남아 있다. 소아마비 후유증과 퇴행성관절염이 겹쳐 통증이 다소 남은 왼쪽 발목을 충분히 다스리는 것도 관건이다.

　만성비염, 중증천식, 폐결절 등으로 피폐해 졌던 호흡기관과, 역시 오랜 세월 풍상을 겪은 신장, 방광, 전립선, 요도 등 남성 상징 부위들은 이제 거의 정상으로 돌아왔다. 하지만 아직도 뭔가 명쾌하게 해결되지 못한 부분이 잔존하는 것 같다. 그들 부위를 서치라이트 비추듯 '마음의 눈'으로 바라보면 이를 알 수 있다. 새벽마다 등장하는 그들 부위의 애매모호한 느낌들도 이 같은 현상이 잔존함을 말해준다.

그러므로 나는 하루를 시작하며 우선 척추에서 자율치료 반응을 충분히 일으키고 이를 상복부로 옮겨 심장과 폐를 묵직하게 잡아준다. 이들 부위와 관련된, 경동맥과 미주신경 등도 정성스럽게 다스린다. 이어서 콩팥, 요도, 방광, 전립선 등을 위무하기 위해 하복부와 사타구니 등으로 자율치료 반응들을 이동시킨다.

이들 부위를 다스리는 데 자율치료 시간의 대부분을 할애한다. 그런 다음 사지로 치료 반응들이 쭉쭉 뻗어가게 해 스트레칭과 더불어 관절들을 돌려주고, 다시 어깨와 목 부위로 다가가 그들 부위의 뭉침 현상들을 정성껏 풀어준다.

이렇게 한 바퀴 자율치료 여행을 한 뒤 현실로 돌아오면 전신이 뻥뻥 뚫려 개운해진 것을 느끼게 된다. 신체가 새털처럼 가벼워지고 정력과 활력이 올라오는 것을 알 수 있다. 육체가 날마다 새로 태어나는 것이다.

이렇게 매일같이 몸을 다스리고는 있지만, 점점 더 고령으로

향하는 나이여서 육체가 자연 발생적으로 자꾸 무너지려 하는
것을 또한 근본적으로 피할 수는 없다.

하지만 그럴 적마다 내게는 자율치료란 건강의 보검이 있어
오늘도 쉽지만은 않은 인생 고갯길을 이렇게 덤덤히 넘어갈 수
있는 것이다.

| 참고 문헌 |

1. 《기적의 마음 의술 자율치료법》, 박중곤, 아라크네, 2023
2. 《난치병 다스리는 진동요법》, 박중곤, 썰물과밀물, 2016
3. 《늙지 않는 비밀, The Telomere Effect》, 엘리자베스 블랙번 & 엘리사 에펠, 이한음 옮김, 알에이치코리아, 2018
4. 《민족생활의학》, 장두석, 정신세계사, 2007
5. 서울대학교병원 의학정보, 네이버, 2023
6. 《아우토겐 트레이닝 원전 연습교본》, 요하네스 슐츠, 이유정 & 이주희 옮김, 이주희이완연구소, 2009
7. 자생한방병원 의학정보, 네이버, 2023
8. 《자연치유》, 앤드류 와일, 김옥분 옮김, 정신세계사, 2005
9. 《정신분석입문》, 지그문트 프로이트, 김성태 옮김, 삼성출판사, 1985
10. 《홍문화 박사의 건강 장수법》, 홍문화, 한강수, 1994
11. 《Dr. Dean Ornish's Program for Reversing Heart Disease》, Dean Ornish, Ballantine Books, 1996